Haug

Praxis des Säure-Basen-Haushalts

Grundlagen und Therapie

Michael Worlitschek

6., überarbeitete Auflage

17 Abbildungen
17 Tabellen

Karl F. Haug Verlag · Stuttgart

Bibliografische Information
der Deutschen Nationalbibliothek

Die Deutsche Nationalbibliothek verzeichnet
diese Publikation in der Deutschen Nationalbibliografie;
detaillierte bibliografische Daten sind im Internet
über http://dnb.d-nb.de abrufbar.

Anschrift des Autors:

Dr. med. Michael Worlitschek
Marktrichterstr. 3
94065 Waldkirchen

Wichtiger Hinweis: Wie jede Wissenschaft ist die Medizin ständigen Entwicklungen unterworfen. Forschung und klinische Erfahrung erweitern unsere Erkenntnisse, insbesondere was Behandlung und medikamentöse Therapie anbelangt. Soweit in diesem Werk eine Dosierung oder eine Applikation erwähnt wird, darf der Leser zwar darauf vertrauen, dass Autoren, Herausgeber und Verlag große Sorgfalt darauf verwandt haben, dass diese Angabe **dem Wissensstand bei Fertigstellung des Werkes** entspricht.
Für Angaben über Dosierungsanweisungen und Applikationsformen kann vom Verlag jedoch keine Gewähr übernommen werden. **Jeder Benutzer ist angehalten**, durch sorgfältige Prüfung der Beipackzettel der verwendeten Präparate und gegebenenfalls nach Konsultation eines Spezialisten festzustellen, ob die dort gegebene Empfehlung für Dosierungen oder die Beachtung von Kontraindikationen gegenüber der Angabe in diesem Buch abweicht. Eine solche Prüfung ist besonders wichtig bei selten verwendeten Präparaten oder solchen, die neu auf den Markt gebracht worden sind. **Jede Dosierung oder Applikation erfolgt auf eigene Gefahr des Benutzers.** Autoren und Verlag appellieren an jeden Benutzer, ihm etwa auffallende Ungenauigkeiten dem Verlag mitzuteilen.

Unsere Homepage: www.haug-verlag.de

Printed in Germany

Umschlaggestaltung: Thieme Verlagsgruppe
Umschlagfoto: PhotoDisc Inc.
Satz: stm media GmbH
Satzsystem: Adobe InDesign
Druck: Westermann Druck Zwickau GmbH

ISBN 978-3-8304-7217-9 1 2 3 4 5 6

Für Ute,
für ihre Liebe
und ihre große Geduld

Vorwort

1981 besuchte ich erstmals die Medizinische Woche in Baden-Baden, die zu einem jährlichen Treffpunkt naturheilkundlich Tätiger geworden ist. 1983 begegnete ich dort Karl Empfenzeder, der noch Schüler von F.X. Mayr war. Er führte mich in dessen Lehre ein, die nachfolgend durch die Ausbildungskurse in Diagnostik und Therapie nach F.X. Mayr entsprechend den Ausbildungsrichtlinien der Internationalen Gesellschaft der Mayr-Ärzte vertieft wurden. Während dieser Ausbildung bekam ich die ersten Impulse zu einem anderen Verständnis des Säure-Basen-Haushalts, als zuvor durch die klassische Schulmedizin. Dieses Interesse führte zu einer starken beruflichen Prägung.

Die beobachteten Veränderungen im Säure-Basen-Geschehen durch Mayr-Kuren oder das Ernährungsverhalten weckten darüber hinaus verstärkt mein wissenschaftliches Interesse. 1985 hielt ich im Rahmen der Gesellschaft der Mayr-Ärzte den ersten Vortrag zum Thema „Parenterale Basenzufuhr bei Übersäuerungszuständen während und außerhalb von Mayr-Kuren".

Der Zufall führte über das Literaturstudium zur Messmethode nach Jörgensen – der Messung der Pufferkapazitäten im Blut. Nach ersten Messergebnissen, die eine lebendige Kinetik im Säure-Basen-Haushalt aufzeigten, hatte ich 1988 den Mut, erstmals ein Seminar zum Säure-Basen-Haushalt bei der Medizinischen Woche zu halten. Mit der heutigen Präsentationstechnik war die damalige Darbietung natürlich nicht zu vergleichen, wichtig war aber schon damals der geistige Inhalt. Fast regelmäßig konnte dieses Seminar in den weiteren Jahren bis heute abgehalten werden. Aus diesem Seminar entstand 1991 die Erstauflage dieses Buchs, da es zu jener Zeit keine praxisnahe Zusammenstellung über den Säure- Basen-Haushalt gab. Die Patienten mögen mittlerweile gewechselt haben, doch sind die biochemischen Parameter immer wieder dieselben, auch bei den verschiedensten Krankheiten. Diagnostik und Therapie blieben erhalten.

Therapeutisch hat sich der Markt der Basenpräparate durch die politisch diktierte Gesundheitsreform verändert, leider verschwanden bewährte Präparate.

Inzwischen konnte ich im Laufe der Jahre ca. 17 000 Messergebnisse nach Jörgensen sammeln. Die Ergebnisse sind heute noch genauso aktuell wie in den ersten Jahren: Der Durchschnittswert der wichtigen intrazellulären Pufferkapazität liegt deutlich unter dem Idealwert. Diese Tatsachen gehen einher mit der zunehmenden Morbidität der Bevölkerung. Eine Säurebelastung verändert den Menschen nicht sofort, aber nachhaltig, und ein steter Tropfen höhlt auch den härtesten Stein. Zunehmend nutzten auch die Teilnehmer der Seminare die Messmöglichkeit nach Jörgensen und konnten von ähnlichen Ergebnissen berichten.

Sander hatte in seinem 1953 zuerst veröffentlichten Standardwerk *Der Säure-Basen-Haushalt des menschlichen Organismus* eine Urinmessmethode beschrieben. Die Anwendung dieser Methode war lange an nur wenigen Untersuchungsstellen mit Wartezeiten möglich. Das Labor Dr. Bayer bietet diese Methode seit 1995 zum Nutzen vieler betroffener Patienten wieder an und der Anfangsbefund und Heilerfolg können messtechnisch dargestellt werden. Auch der Durchschnittswert der ca. 15 000 Messungen nach Sander zeigt eine mittelschwere Übersäuerung an.

Mein Dank gilt dem Karl F. Haug Verlag, insbesondere dem damaligen Besitzer Herrn Dr. Ewald Fischer, der den Anstoß zu diesem Buch gegeben hat, und Frau Silvia Mensing für die langjährige Begleitung dieses Buchs. Seit der Erstauflage 1991 ist eine Vielzahl von Büchern zum Säure-Basen-Haushalt erschienen. Die meisten sind allerdings von Journalisten geschrieben worden, nur wenige Kollegen haben sich selbst zu diesem Thema geäußert.

Es ist natürlich erfreulich, dass aus diesem Buch und meinem später erschienenen Patientenratgeber *Original Säure-Basen-Haushalt* vielfach zitiert worden ist. So hat dieses Thema auch in die Medizinpresse Einzug gehalten. Dies zeigt, dass die Thematik des Säure-Basen-Haushalts und der chronischen Übersäuerung immer mehr verstanden wird.

Inzwischen haben zwei wissenschaftliche Symposien stattgefunden, am 6./7. Oktober 2000 an der Technischen Universität München-Weihenstephan und am 8./9. September 2006 in München, jeweils unter der Leitung von Herrn Prof. Vormann. Bei der Volkskrankheit Osteoporose ist eindeutig bewiesen, dass diese ihre Ursache in der chronischen Säurebelastung hat.

Nutzen Sie als Leser die Ratschläge zur Entsäuerung, auch für sich persönlich, und tragen Sie die Gedanken und Erfahrungen weiter in Ihre Praxen. Vielen Patienten konnte kausal geholfen werden, dabei ist auch die Verbesserung der Lebensqualität bei schweren Erkrankungen für den einzelnen Patienten eine große Hilfe.

Waldkirchen, im Februar 2008

Dr. med. Michael Worlitschek
Facharzt für Allgemeinmedizin
Naturheilverfahren

Inhalt

Einleitung

Noch vor zwanzig Jahren war ein zentrales Umweltthema der „saure Regen". Die Grundproblematik besteht unverändert weiter und wird von den Wissenschaftlern Hedin und Likens (1997) in ihrer Arbeit *Atmosphärischer Staub und saurer Regen* erörtert. Staubteilchen (aus der Verbrennung fossiler Energieträger, der Zementherstellung, der Metallverarbeitung, dem Bergbau, der Bautätigkeit, der Landwirtschaft, von Winderosionen) sind reich an Mineralien wie Calcium- und Magnesiumcarbonat, die in Wasser basisch wirken. In der Atmosphäre findet dann eine Neutralisierung statt, wenn sich Staubteilchen in den Tröpfchen saurer Wolken auflösen oder direkt mit sauren Gasen wie Schwefeldioxid oder Stickoxiden reagieren. Ist jedoch ein Übermaß an Säuren vorhanden, reicht diese Neutralisation nicht aus und das saure Regenwasser entzieht dem Boden mehr Alkaliionen.

Das Wasser der Ilz, die in Passau in die Donau fließt, war in den 1980er Jahren über ihre Zuflüsse derart sauer geworden, dass verschiedene Fischarten in diesem nicht mehr lebensfähig waren. Normalerweise beginnt bei pH-Zahlen unter 5 das Fischsterben. Inzwischen wurden durch Umweltschutzmaßnahmen die Schadstoffemissionen, insbesondere die Emission von Schwefeldioxid, verringert, und der pH-Wert des Regens sinkt nicht mehr ganz so drastisch ab, entsprechend geringer sind die Säureeinträge in die Flüsse. So konnten einige Fischarten wieder in der Ilz angesiedelt werden, da sich deren pH-Wert erhöht hat.

Am Fuß des Dreisesselbergs entspringt beim Henseler-Brunnen eine Quelle, die nach Angaben des Bayerischen Geologischen Landesamts im Jahr 2004 einen pH-Wert von 5,2 hatte. Dieses Wasser fließt dann in die Ilz, so auch das Wasser der Ohe. Die Böden in dieser an sich wenig belasteten Gegend nahe des Nationalparks Bayerischer Wald erreichten pH-Werte von 4,6–5,1, sind also nach wie vor übersäuert.

Kürzlich erzählte mir ein Patient bei einem Hausbesuch, dass er sich jetzt an die gemeindliche Wasserversorgung anschließen lässt, da ihm vom Gesundheitsamt aufgetragen wurde, eine Entsäuerungsanlage für sein Hauswasser einzubauen. Als Begründung wurde genannt, dass das Brunnenwasser zu sauer sei. Die daraus resultierenden Kosten sind für ihn die gleichen.

Schon lange ist in der Anästhesie und Notfallmedizin die Beachtung des Säure-Basen-Haushalts medizinischer Standard. Aber sobald der Patient die Intensivstation und erst recht das Krankenhaus verlassen hat, scheint er bedeutungslos geworden zu sein. Warum eigentlich? Gerade in der Alltagspraxis zeigen sich die zunehmenden Veränderungen. In diesem Werk wird hauptsächlich von der Übersäuerung die Rede sein, da der Gegenspieler, die Alkalose, im täglichen Leben fast keine Rolle spielt.

Ein Beispiel soll demonstrieren, welche dramatische Entwicklung ein nicht beachteter Säure-Basen-Haushalt auslösen kann. Ein männlicher Patient wird mit dekompensierter Leberzirrhose ins Krankenhaus eingeliefert. Die Ausschwemmung erfolgt in üblicher Weise, es kommen Fieberschübe hinzu, nur zögerlich ist eine Rekompensation zu erzielen. Im Entlassungsbrief hieß es: „Es verschlechterte sich der Zustand des Patienten innerhalb kürzester Zeit auf bedrohliche Art und Weise: Der Patient war bewusstlos, kein messbarer Blutdruck, Puls sehr schwach. Nach Gabe von Medikamenten und durch den Säureausgleich (es bestand ein negativer Basenüberschuss von 12,8) besserte sich der Zustand des Patienten sehr rasch, er war wieder ansprechbar, der Blutdruck wieder im unteren Normbereich. Der Patient konnte nach zwei Tagen wieder auf die Normalstation verlegt werden, wobei die Ursache dieses Kreislaufkollapses unklar ist. Der weitere Verlauf gestaltete sich komplikationslos."

Bei einem zweiten Beispiel eines Patienten mit kardiogenem Schock und pulmonaler Überwässerung bei dekompensierter globaler Herzinsuffizienz und chronischem Vorhofflimmern heißt es abschließend im Arztbrief: „Nach Einlieferung ins Krankenhaus wurde die erhebliche metabolische Azidose mit einem negativen BE von 20 mittels Bicarbonat ausgeglichen."

Diese Beispiele sind keine Einzelfälle. Viele kardiologische Notfälle sind aus einer Übersäuerung zu erklären und wären leichter zu therapieren, ja sogar vermeidbar, wenn die Bedeutung des Säure-Basen-Haushalts im medizinischen Alltag allgemein erkannt werden würde.

Sander (1999) hat seine Aussagen zur Beurteilung des Säure-Basen-Haushalts auf der Basis von Urinmessungen gemacht. Diese Messmethode wurde neu standardisiert und wird besprochen. Im Vergleich dazu wird die Blutuntersuchung des Säure-Basen-Haushalts nach Jörgensen (1985) durch eine einfache titrometrischen Methode dargestellt und der Bezug zu akuten und chronischen Erkrankungen diskutiert. Aufgrund der Messungen müssen auch bis dahin feststehende Aussagen revidiert werden.

Die vorliegende Arbeit soll ein Brückenschlag zwischen der „klassischen Medizin" und der Naturheilkunde sein. Sie kann und soll eine Hilfestellung bei Krankheiten geben, bei denen eine Therapiegrenze im üblichen Sinne erreicht ist. Die Darstellung ist geprägt durch die Erfahrungen als Mayr-Arzt und soll einen Einblick vermitteln in die geniale Zusammenschau zwischen dem Organ Darm und dem Gesamtorganismus nach Mayr'scher Sicht, um die tief greifenden Zusammenhänge im Säure-Basen-Haushalt explizit zu erläutern.

Zugeführte Nahrung hat eben nicht bei jedem Menschen die gleiche Funktion, weil bei jedem Menschen die Verdauungskraft eine andere ist, von Tag zu Tag, von Stunde zu Stunde sich auch ändern und der begonnene biochemische Verdauungsprozess dann in ganz andere Bahnen gelenkt werden kann.

Dieses Wissen kann helfen, schwere Krankheiten zu vermeiden und schon aufgetretene Erkrankungen milder verlaufen zu lassen. Erfahrungsgemäß wird sich mindestens die Lebensqualität um einen hohen Prozentsatz anheben lassen.

1 Theoretische Grundlagen

In dem folgenden Kapitel werden Grundbegriffe zur Chemie und Diagnostik des Säure-Basen-Haushalts vorgestellt und erläutert, die für ein grundlegendes Verständnis der komplexen Wirkzusammenhänge im Säure-Basen-Geschehen unentbehrlich sind.

1.1 Chemische Grundbegriffe

Zur Darstellung des Säuregrads dient die **pH-Skala von 0–14**:

0	1	2	3	4	5	6	7	8	9	11	12	13	14
sauer							neutral						basisch

> **Merke**
> Das biologische Gleichgewicht im Blut und in den meisten Körpergeweben liegt idealerweise bei einem pH-Wert von 7,4.

Reines Wasser beispielsweise enthält gleich viele Säure- und Basenelemente, die Säureelemente werden verkörpert durch die Wasserstoffionen (H^+-Ionen), die Basenelemente durch die Hydroxylionen (OH^--Ionen). Dadurch liegt ein ausgeglichener Zustand vor, das Wasser ist neutral.

Vereinfacht dargestellt:

- **Säuren** sind chemische Verbindungen, die sauer reagieren und Wasserstoff enthalten.
- **Basen** sind chemische Verbindungen, die basisch reagieren und eine Hydroxylgruppe (OH-Gruppe) enthalten.

Der pH-Wert des Bluts kann im Extremfall zwischen 7,3 und 7,8 schwanken. Entscheidend ist dabei die Pufferkapazität im Organismus. Gäbe es diese nicht, so würde jede säurehaltige Speise den pH-Wert drastisch verändern.

Für weitere biochemische Einzelheiten soll auf entsprechende Lehrbücher verwiesen werden (Greten 2005, Schmidt et al. 2004, Siegenthaler u. Blum 2006). **Tab. 1** und **Tab. 2** veranschaulichen die wichtigsten Säuren und Basen.

1.2 Messmöglichkeiten in Praxis und Klinik

Der Biochemiker Sander (1999) gilt als Pionier in der praktischen Betrachtung des Säure-Basen-Haushalts. Es ist ihm durch langjährige Beobachtungen gelungen, aus **Urinmessungen** eine Messmethodik zu entwickeln, die Rückschlüsse auf den Gewebezustand zulässt. Aus heutiger Sicht ist besonders zu betonen, dass er die Abhängigkeit der Gewebeazidität von der zugeführten Nahrung und Ernährungsweise entdeckt hat. Die Messmethodik ist exakt, jedoch nicht in jedem Labor durchführbar.

Tab. 1 Darstellung der wichtigsten Säuren.

Formel	Bezeichnung
anorganische Säuren	
H_2SO_4	Schwefelsäure
H_2SO_3	schweflige Säure
HNO_3	Salpetersäure
H_2CO_3	Kohlensäure
H_3PO_4	Phosphorsäure
H_2SiO_3	Kieselsäure
Wasserstoffsäuren	
HCl	Salzsäure (Chlorwasserstoff)
HF	Flusssäure
organische Säuren	
CH_3COOH	Essigsäure
CH_3CHOH	Milchsäure
$C_6H_8O_7$	Zitronensäure
HCCOOH	Ameisensäure
$C_4H_6O_5$	Apfelsäure

Tab. 2 Darstellung der wichtigsten Basen.

Formel	Bezeichnung	Bezeichnung der wässrigen Lösung
Basen der Alkalimetalle		
NaOH	Natriumhydroxid oder Ätznatron	Natronlauge
KOH	Kaliumhydroxid oder Ätzkali	Kalilauge
Basen der Erdalkalimetalle		
$Ca(OH)_2$	Calciumhydroxid oder Ätzkalk	Calciumlauge, Kalkwasser oder Kalklauge
$Mg(OH)_2$	Magnesiumhydroxid	fast unlöslich in Wasser
$Ba(OH)_2$	Bariumhydroxid	Barytwasser
Base des Ammoniums		
$(NH_4)OH$	Ammoniumhydroxid	Ammoniumlauge, Ammonlauge oder Salmiakgeist

Glaesel (1986) hat diese Urinmessmethode später verändert, die jedoch wegen des zeitlichen und apparativen Aufwands nur wenig Anwendung gefunden hat. 1995 begann das Labor Dr. Bayer in Stuttgart eine vereinfachte Methode im Untersuchungsprogramm zu etablieren.

Ebenfalls einen hohen apparativen Aufwand erfordert die **dreidimensionale Messung** von pH-Wert, Redoxpotenzial und Widerstandswert in den Medien Blut, Urin und Speichel nach Vincent (Elmau 1985). Diese Messungen ergeben jedoch keinen verwertbaren Säure-Basen-Status und erlauben keine Aussage über die basischen Pufferkapazitäten.

Bei den **klinischen Messungen** mit Blutgasautomaten werden pH-Wert, Sauerstoff- und Kohlensäuregehalt des Bluts sowie rechnerisch der Basenmangel ermittelt. Zu einer weitergehenden Beurteilung fehlt jedoch die Messung der Pufferkapazität. Dadurch ergibt sich ein unvollständiges Bild, das zu einer einseitigen Beurteilung führt.

Jörgensen stellte bereits 1985 ein praxisnahes Messverfahren zur Bestimmung der **Pufferkapazität im Blut** vor. Dieses Verfahren ist denkbar einfach und von entscheidender Aussagekraft.

1.3 Kennzeichen der Humoraldiagnostik

Die Messung im Blut, Urin und Speichel ermöglicht nur Momentaufnahmen des Stoffwechselgeschehens. Hier zeigt sich die enorm große Kinetik des Säure-Basen-Haushalts: Die Messwerte im Blut sind ein Indikator für den Energiestrom im Körper, im Urin spiegelt sich die Ausscheidungsfunktion wider und die Speichelwerte dienen der Darstellung des Saftstroms.

Was im Bindegewebe geschieht, lässt sich messtechnisch nur sehr schwer nachvollziehen. Aber wir haben auch eine Diagnostik ohne Apparate, eine Möglichkeit, die jedem Arzt sofort in Form seiner fünf Sinne zur Verfügung steht.

Rauch hat in dem Buch *Diagnostik nach F.X. Mayr* (1993) zehn Kriterien herausgestellt, die für diese entscheidend sind und eine wesentliche Interpretationshilfe für die Diagnostik im Säure-Basen-Haushalt darstellen. Dabei können Veränderungen direkt diagnostiziert werden, oder es kann indirekt erahnt werden, was sich bereits im bindegeweblichen Bereich des Körpers abgelagert hat, um im fließenden Blut ein relatives Gleichgewicht des Säure-Basen-Haushalts aufrechterhalten zu können.

Bei der Behandlung von Hauterkrankungen bestätigt sich immer wieder die alte Erfahrung, dass die Haut der Spiegel des Bluts oder, anders ausgedrückt, des Funktionszustands der inneren Organe ist. Dies bedeutet, dass in den meisten Fällen erst eine kausale Behandlung des Gesamtorganismus zu einer Heilung einer Hauterkrankung führen wird.

Im Folgenden werden die **körperlichen Kennzeichen** in Anlehnung an Rauch (1993) dargestellt.

1.3.1 Farbe der Haut

Die Normalfarbe ist bei weißhäutigen Menschen das Durchschimmern eines leicht rosa Farbtons. Dieser Idealzustand ist nur noch bei gesunden Säuglingen und Kindern zu beobachten, bei Erwachsenen selten.

Zur Besserung des Hautbilds ist eine konsequente Darmreinigungskur nach F.X. Mayr geeignet.

Farbveränderungen der Haut

- **Blass-weißlich**
  Im klassischen Sinne wird diese Färbung verursacht durch Anämie, aber auch durch einen toxischen Kapillarspasmus.
- **Rot-blaurötlich**
  Hier kann je nach Krankheitszustand eine Rötung von zart livid bis zu dunkelblauer Zynose zu beobachten sein. Es besteht dann eine toxische Kapillardilatation mit Sauerstoffmangel und Kohlensäurevermehrung. Es finden sich oft Kapillarerweiterungen und Teleangiektasien. Daneben werden diese Verfärbungen auch durch Herz-Kreislauf-Schäden direkter und indirekter Natur hervorgerufen.
- **Graufahl-schmutzig-grau**
  Hier besteht eine Verhornung der Epidermis mit der Ablagerung von Schadstoffen. Diese Veränderungen sind die Folge eines chronisch toxischen Kapillarschadens bei chronischer Obstipation, Autointoxikation vom Darm, Laxanzien-, Nikotinabusus und anderen Krankheiten.
- **Gelblich**
  Eine gelbliche Färbung wird hervorgerufen durch Bilirubinablagerungen bei Leber-Galle-Schäden. Die Hautveränderung kann das erste Zeichen einer Leberbelastung sein, bevor die enzymatischen Leberwerte eine Veränderung zeigen. Der wichtigen Entgiftungsfunktion der Leber muss mehr Beachtung geschenkt werden, um sie bei dieser unterstützen zu können. Ein vermehrter Anfall von Toxinen tritt beispielsweise auf nach Medikamenteneinnahme, intestinaler Autointoxikation (s. S. 21) und nach Infekten.
- **Grünlich**
  Diese Farbveränderung findet sich meist bei akuter Toxinüberlastung, bei beginnendem Infekt, beginnender Vergiftung sowie bei akuter Gastroenteritis. Diese ist besonders oft bei Kindern zu beobachten: Erbrechen diese, können also Säuren abladen, verschwindet auch der Farbton sehr rasch wieder.
- **Bräunlich-fleckig**
  Braune Flecken und Flächen um die Augen, unter den Mammae, in Achselhöhlen sowie zirkumgenital treten besonders an Schweißstellen auf, wo mit dem Schweiß Schadstoffe, vor allem Eiweißfäulnisprodukte wie Indikan, ausgeschieden werden. Auch Pigmentveränderungen oder Warzen, die bei älteren Menschen oft zu sehen sind, werden in dieser Ausscheidungsfunktion ihre Ursache haben.

1.3.2 Oberfläche der Haut

Die gesunde Haut ist rosig, samtartig, weich, glatt, glänzend und rein. Spröde, rissige, raue oder schmutzig aussehende Haut zeigt eine verminderte Regenerationskraft durch einen mangelhaften Säftezustand an. Feuchte oder mit kalt klebrigem Schweiß bedeckte Haut verrät einen toxischen Erregungszustand der Schweißdrüsen. Abnorm trockene, matte und glanzlose Haut spricht für eine Lähmung der Schweiß- und Talgdrüsen. Abschilfernde, schuppende und papierdünne Haut besteht bei Atrophie.

Der **Dermographismus**, einteilbar in vier Grade, ist ein Kriterium des Säftezustands des Körpers. Hierzu wird die Haut mechanisch mit einem spitzen oder harten Gegenstand gereizt.

- Dermographismus 1. Grads
  blasser Strich durch Vasokonstriktorenkrampf,
- Dermographismus 2. Grads
  flammende Röte durch Blutfülle, verursacht durch Vasodilatation,
- Dermographismus 3. Grads
  Rötung, quaddelartige Schwellung, Hitze und leichter Schmerz, verursacht durch Vasodilatation mit Entzündungen,
- Dermographismus 4. Grads
  Es erfolgt fast keine Reaktion aufgrund der substanzarmen und weitgehend reaktionsunfähigen Haut.

1.3.3 Tonus der Haut

Die normale Haut schmiegt sich dank ihres dichten, prall-elastisch tonisierten Gewebes festhaftend dem Körper an wie ein ideal sitzendes, faltenloses Trikot. Für diese Eigenschaften der Haut sorgt der Normotonus. Toxine in den Humores verändern den Tonus, wobei sich gerade im Gesicht charakteristische **Veränderungen** widerspiegeln:

- Normalstadium
- Erregungsstadium
- Erschlaffungsstadium
- Degenerationsstadium

Zum näheren Studium muss hier auf das *Lehrbuch der Diagnostik und Therapie nach F.X. Mayr* von Rauch (2005) verwiesen werden.

1.3.4 Haar

Das gesunde Haar ist seidig glänzend, elastisch, lebhaft gefärbt, anschmiegsam, meist leicht gewellt. Der Zustand des Haares ist abhängig vom Zustand der Säfte, welche die Haarpapillen und die Haaröl produzierenden Drüsen versorgen.

Schädigungsstadien des Haares

- Stadium 1
  Schadstoffe wirken toxisch reizend auf die Haaröldrüsen, es tritt das Exzitationsstadium ein, die Drüsen produzieren zu viel und auch minderwertiges Haaröl. Die Folge ist, dass das Haar rasch fettig, klebrig, strähnig und schmutzig wird.
- Stadium 2
  Infolge des Lähmungsstadiums von Haarpapillen und Haardrüsen wird das Haar trocken, struppig, spröde, glanzlos und matt. Es tritt Schuppenbildung auf.

- Stadium 3
  Im Degenerationsstadium ist das Haar dünner und kürzer, zeigt aufgespaltene Spitzen, bricht ab und fällt leicht aus.
- Stadium 4
  Die Haarpapillen sind zugrundegegangen, die restlichen Haare fallen aus, Kahlköpfigkeit tritt ein.

1.3.5 Nägel

Gesunde Nägel sind kräftig, elastisch, glatt, glänzend, gut gewölbt, rosa mit einem ausgeprägten weißen Mond. Längsverdickungen sind ein Zeichen für die intensive Verunreinigung des Bluts mit Reizstoffen. Querverdickungen zeigen ein temporäres, toxisch bedingtes Paralysestadium mit Mangelproduktion des Nagelfalzes. Zersplittern oder leichtes Einreißen des Nagels sind Zeichen für Mineralstoffmangel, speziell von Calcium und Kieselsäure.

1.3.6 Skleren

Die **Lederhaut** des Auges sollte eine rein weiße Farbe besitzen. Die häufigste Veränderung besteht in der Ablagerung von Gallenfarbstoff, wodurch der Subikterus eintritt. Dabei müssen die entsprechenden Leberfunktionswerte noch nicht verändert sein, da die Leber die Toxinanflutung zunächst kompensatorisch verarbeiten kann. Erst in einem späteren Stadium wird sich eine Pathologie der Leberwerte feststellen lassen. Selbst wenn das Lebergewebe zu einem Drittel zerstört ist, lassen sich noch normale Leberwerte feststellen.

1.3.7 Konjunktiven

Bei der Augeninspektion werden unter anderem die Konjunktiven beurteilt. Blässe weist klassisch auf Anämie hin, während hochrote Verfärbungen ein Entzündungszeichen sind. Die Ursachen können sowohl äußerliche (unpassende Brillen, Fernsehen, Autofahren, Zugluft, Zigarettenrauch) als auch innerliche sein. Letztgenannte deshalb, da Toxine mit der Tränenflüssigkeit ausgeschieden werden und zu einer ständigen Konjunktivalreizung führen können. Dies ist bei chronischen Konjunktivitiden zu beobachten, die erst nach einer echten Entgiftungskur verschwinden.

Eine Besonderheit ist die **Tränenstraße**, die als bräunlich verfärbter Hautstreifen erkennbar ist, der von den Außenwinkeln der Augen nach seitwärts führt. Er entsteht ebenfalls durch die toxinhaltige Tränenflüssigkeit, die während des Schlafs abfließt. Bei genauer Beobachtung kann sogar die Seite bestimmt werden, auf der der Patient meistens liegt, weil dort die Tränenstraße ausgeprägter ist.

Auch die morgendlichen Verkrustungen besonders am Innenwinkel beruhen darauf, dass es während des Schlafs zur Auskristallisation von Ausscheidungsprodukten gekommen ist.

1.3.8 Mund

Beim normalen Mund ist die Mundspalte gerade, die Mundwinkel von Ober- und Unterlippe sind deutlich sichtbar. Die Farbe ist rot. In der Exzitationsphase rollen sich die Lippen nach außen, wobei das Lippenrot vermehrt sichtbar wird. Die Lippen werden dunkelrot. Bei der weiteren Degeneration wird der Mund schmal und dunkel gefärbt. Oft ist der Mundwinkel dann durchhängend. Schreitet die Gewebsübersäuerung weiter fort, so kommt es zum Fehlen der Lippen, anstelle des Mundes ist nur noch ein „Mundspalt" zu sehen.

1.3.9 Zunge

Die normale Zunge ist klein, gleichmäßig rosarot, feucht und ohne Belag. Eine trockene Zunge zeigt den Lähmungszustand der Speicheldrüsen an. Je trockener die Zunge ist, umso stärker besteht die Exsikkose bzw. der allgemeine Vergiftungszustand.

Ein dicker weißer oder gelblicher Belag findet sich z. B. bei Nikotinabusus und ausgeprägten Störungen im Magen-Darm-Kanal.

Merke
Für die Bewertung des Säure-Basen-Haushalts ist das Auftreten der **Säurezunge** sehr wichtig: Die Zunge ist teilweise hochrot und zeigt immer Einrisse und Zerklüftungen.

1.3.10 Foetores

Beim **Foetor ex ore** ist zu unterscheiden, ob die Ursache im Mundraum selbst, im Bronchialbereich oder im Magen-Darm-Kanal zu suchen ist. Der **Foetor sudoris** entsteht, wenn die Haut als „dritte Niere" kompensatorisch Gifte und Säuren mit ausscheiden muss.

1.4 Grundlagen des Säure-Basen-Haushalts

Merke
Grundlage bei der Betrachtung des Säure-Basen-Haushalts ist die **Doppelfunktion** der Belegzellen des Magens, bei der nach folgender Formel Natriumbicarbonat und Salzsäure entsteht:

$$NaCl + CO_2 + H_2O = NaHCO_3 + HCl$$

Die gebildete Salzsäure bleibt als stärkste Säure im Magen, das gebildete Natriumhydrogencarbonat geht als stärkste Base ins Blut über. Fallen die Belegzellen aus, so gibt es weder eine Säure- noch eine Basenproduktion.

> **Merke**
> Sander (1999) betont, dass die Säurezufuhr exogen und endogen sein kann, die Zufuhr von Basen stets exogen sein muss!

Basophile Organe

- Speicheldrüsen
- Leber
- Gallenblase
- Bauchspeicheldrüse
- Brunner'sche Drüsen des Zwölffingerdarms
- Lieberkühn'sche Drüsen des Dünn- und Dickdarms

Von diesen Organen werden innerhalb von 24 Stunden die in **Tab. 3** aufgeführten Flüssigkeitsmengen gebildet.

Tab. 3 Innerhalb von 24 Stunden gebildete Flüssigkeitsmengen basophiler Organe.

Flüssigkeit	Menge in l	pH-Wert
Speichel	1,5	6,20–6,80
Magensaft	2,5	1,00–2,00
Gallenflüssigkeit	0,5–1,5	7,50–8,80
Bauchspeichel	0,7	7,50–8,80
Darmdrüsensaft	3	6,30–8,00

Eine Besonderheit ist der pH-Wert der Scheide der erwachsenen Frau. Durch die Milchsäurebakterien, die **Döderlein'sche Scheidenbakterien** genannt werden, wird ein pH-Wert von 3,80–4,50 aufgebaut. Dieser niedrige pH-Wert hemmt die Entwicklung anderer Bakterien und schützt vor dem Eindringen und Ansiedeln von Krankheitskeimen, die von außen durch den Zervix aufsteigen können (Infektionsschutz und Selbstreinigung). Das Sperma muss genügend basisch sein, um die saure Vaginalflüssigkeit neutralisieren zu können und so den Samenzellen ein Durchdringen zu ermöglichen.

Eine Übersicht der pH-Werte im Organismus ist in **Tab. 4** dargestellt.

Im Stoffwechsel des Menschen besteht ein Säure-Basen-Gleichgewicht. Durch eine Säure-Basen-Flut ähnlich den Gezeiten der Meere kann der Körper dieses Gleichgewicht aufrechterhalten.

Über die Nierentätigkeit kommt es zu folgenden **Urin-pH-Veränderungen:**

7.00 Uhr saurer Urin	10.00 Uhr neutraler Urin
13.00 Uhr saurer Urin	16.00 Uhr basischer Urin
dann saurer Urin	21.00 Uhr wieder basischer Urin

Tab. 4 Übersicht der pH-Werte im Organismus.

Flüssigkeit bzw. Organ	pH-Wert
Speichel	6,20–6,80
Magen	1,20–2,00
Pankreassaft	7,50–8,00
Duodenum	4,80–8,20
Galle	7,50–8,80
Jejunum	6,30–7,30
Kolon	7,50–8,00
Rektum	7,00–7,50
Blutplasma	7,35–7,45
Bindegewebsflüssigkeit	7,35–7,45
Konjunktivalflüssigkeit	7,30–8,00
Liquor cerebralis	7,30–7,40
Urin	4,80–8,00
Schweiß	4,00–6,80
Zellsaft Muskel	6,10–6,90
Gelenkflüssigkeit	7,40–7,80
Vagina	3,80–4,50
Sperma	7,50–8,00
Fruchtwasser	8,00–8,50

Optimal ist eine Basenflut morgens zwischen 8.00 und 10.00 Uhr und eine weitere nach der Hauptmahlzeit zwischen 14.00 und 16.00 Uhr.

Eine Ausscheidungsstarre ist leicht durch die Urin-pH-Messung festzustellen, hierbei bleiben alle Tageswerte im sauren Bereich.

Um ein harmonisches Gleichgewicht im menschlichen Körper bei Zufuhr von Speisen, die sauer verstoffwechselt werden (**Tab. 17**, S. 127), zu ermöglichen, müssen Pufferkapazitäten zur Verfügung stehen. Zusätzlich wirken die kollagenen Fasern des Bindegewebes (s. S. 27) als Zwischenspeicher. Beispielsweise wird so die entstehende Muskelmilchsäure bei einem Sportler gebunden (= zwischengelagert). Wäre dies nicht möglich, so würde ein äußerst kritischer Zustand entstehen, da sich der Blut-pH-Wert drastisch verändern würde.

Um die Pufferkapazitäten im fließenden Blut aufrechterhalten zu können, transportiert der Körper Säuren aus der Blutbahn in angrenzende Gewebe. Dabei sind anfangs „einfache“ Gewebe wie das Bindegewebe betroffen, erst später kommt es zur Auslagerung in höherwertige Organe wie das Nervensystem oder Hormonorgane. Es kommt zur Gewebeazidität. Wird ein Organ oder auch ein Organbezirk besonders betroffen, so entsteht eine **Lokalazidose** nach Kern (1983, 1984).

Die **latente Azidose** ist als Übergangsstadium zu verstehen. Sie ist die Phase, in der der Körper noch Säuren zu puffern vermag, aber bereits Basenreserven aus Organen abbauen muss. Der pH-Wert selbst verändert sich zunächst nur sehr wenig.

1.5 Entstehung von Azidosen

Auf die Entstehung der Azidosen ist das Hauptaugenmerk zu richten, denn nur durch ihre Berücksichtigung in der Therapie ist eine kausale Behandlung möglich.

Ursachen einer Azidose

- Endogen
  - Bildung großer Säuremengen durch chronische Darmgärung,
  - Bildung großer Säuremengen durch Fehlleistungen endokriner Drüsen (Diabetes mellitus, Hepatopathie),
  - Unterfunktion gesunder Nieren,
  - Unterfunktion der Belegzellen des Magens, dadurch Ausfall normaler Basenfluten.
- Exogen
  - Basenmangel in der Nahrung durch falsche Zubereitung und Mangel an Frischkost,
  - Eiweißüberernährung, Entzug von Alkali durch Bildung von Phosphaten und Sulfaten,
  - Fehlverarbeitung von Kohlenhydraten und Fetten einhergehend mit der Entstehung von Ketosäuren, Milchsäure und anderen organischen Säuren.

Diese beiden Gruppen stellen die Hauptursachen für das Auftreten von Azidosen dar. Daneben müssen noch folgende Möglichkeiten in Betracht gezogen werden:

- Hunger
- Fieber
- Diarrhöe
- Leberzirrhose und andere Hepatopathien
- Cholezystopathien
- allgemeine Hypoxämie bei Herzinsuffizienz
- schwere körperliche Belastung
- Vergiftungen
- Erstickungen
- Hypothermie
- lokale Hypoxämie bei peripheren und zerebralen Durchblutungsstörungen sowie Verbrennungen
- Vergiftungen mit chemischen Substanzen
- bakterielle Toxine

- Leukämie
- Myelom
- kongenitale Laktatazidose
- Glykogenspeicherkrankheit
- Morbus Addison
- Hyperthyreose
- Morbus Wilson
- Fruktoseintoleranz
- Diuretika
- primärer und sekundärer Hyperaldosteroismus
- Kortisontherapie

1.6 Stadieneinteilung der Azidosen

Grundlegend für die Bewertung der Azidosestadien ist die Abweichung von den pH-Normalwerten im menschlichen Blut.

Merke

Die pH-Normalwerte im menschlichen Organismus liegen im venösen Blut bei 7,32–7,43 und im arteriellen Blut bei 7,35–7,45.

Bei einem Abfall des pH-Werts unter 7,35 spricht man von einer **Azidose**, bei einem Anstieg über 7,50 von einer **Alkalose**. Dabei werden die Veränderungen der Pufferkapazitäten nicht berücksichtigt.

Aus Abweichungen des pH-Werts in den basischen bzw. sauren Bereich ergibt sich ein grobes Einteilungsschema, das im Sinne des Säure-Basen-Haushalts um die Veränderungen der Pufferkapazitäten zu modifizieren ist.

Unterscheidung der Azidose nach Jörgensen (1989)

- metabolische Azidose mit Basenmangel (bei mangelnder Pufferung im Blut)
- respiratorische Azidose mit Basenüberschuss (in der Praxis nur selten zu sehen)
- latente Azidose = kompensatorische Minderung der Pufferbasen ohne Absinken des pH-Werts unter den Normbereich

In der Praxis ist die latente Azidose die am häufigsten vorkommende Form. Zur Übersicht über den Schweregrad der Übersäuerung dient die folgende Stadieneinteilung.

1.6.1 Idealzustand

Der Idealzustand, bei dem das Blut im idealen Säure-Basen-Gleichgewicht fließt und humoralpathologisch in den Geweben nichts Krankhaftes festzustellen ist, besteht heutzutage eigentlich nur noch beim frischgeborenen Säugling. Voraussetzung dafür ist ein Schwangerschaftsverlauf unter idealen Säure-Basen-Bedingungen. Eine weitere Voraussetzung ist das Stillen. Der Wert der Zusammensetzung der Muttermilch ist unbestritten, auch im Hinblick auf die Übertragung von Immunkörpern. Entscheidend ist für den Säugling der Stillvorgang, bei dem die Milch Schlückchen für

Schlückchen gesaugt und eingespeichelt wird. Dadurch wird die Milch optimal für den weiteren Verdauungsvorgang aufbereitet. Kommt es wirklich einmal zu einem Erbrechen des Säuglings nach dem Stillen, so hat das Erbrochene keinen unangenehm sauren Geruch, sondern riecht aromatisch wie ganz leicht gesäuerte Milch.

1.6.2 Latente Azidose

Dieses Stadium entspricht heutzutage dem Normalzustand. Es besteht eine kompensatorische Minderung der Pufferbasen ohne Änderung des pH-Werts. Es füllen sich bereits die Depots mit sauren Valenzen, wobei sich der Mensch selten krank fühlen wird, aber erste humoralpathologische Zeichen schon sichtbar werden können.

Dieser Zustand ist prognostisch gesehen kritisch, da lange nichts gespürt wird und scheinbar von heute auf morgen eine Krankheit auftreten kann. Hier wird zumeist nach der akuten Krankheitsursache gerätselt – die kalten Füße, die Grippe des Arbeitskollegen sind die Entschuldigungen. Nie wird der Patient die Schuld bei sich selbst suchen.

1.6.3 Akute Azidose

Beispielsweise befindet sich ein Patient mit einer akuten Infektionskrankheit in einer akuten Azidose. Die Ausscheidungsorgane (Nieren, Darm, Atemwege) arbeiten auf Hochtouren, um durch Entzündungen, Katarrhe, Fieber und andere Ausscheidungsvorgänge (Erbrechen, Durchfälle, Harnflut) Toxine (= meist Säurevalenzen) auszuscheiden. Dieses Stadium ist nach Reckeweg (1993) die Exkretions- oder Ausscheidungsphase.

1.6.4 Chronische Azidose

Diese Erscheinungsform liegt beispielsweise vor beim chronischen Rheumapatienten mit Erkrankungen wie Weichteilrheuma oder Fibromyalgie. Hier sind humoralpathologisch ausgeprägte bis schwere Veränderungen feststellbar.

Degenerative Erkrankungen haben ihren Beginn in diesem Stadium. In der Langzeitbeobachtung zeigt sich leider sehr deutlich, dass der Mensch zwar viel an Reserven mitbekommen hat, sich aber auch die stärksten Reserven erschöpfen können und dann „aus heiterem Himmel" eine lebensbedrohliche Krankheit festgestellt wird. Diese wurde jedoch vorbereitet auf dem Boden einer latenten Azidose und schließlich durch einen kleinen Anlass („den letzten Tropfen ins bereits volle Fass") ausgelöst. Wenn dann nicht durch eine biologische Behandlung eine Rückführung nach Reckeweg (1993) ermöglicht wird, schreitet die Degeneration voran.

Die neueren Untersuchungen zum Krebsstoffwechsel von Coy, Dressler, Wilde und Schubert (2005) zeigen auch beim Zuckerstoffwechsel irreversible Bindungen von Glukose an Proteine auf. Dies kann zu irreversiblen Zellschädigungen besonders in Geweben führen, die bei Diabetikern auf Dauer durch zu hohe Glukosekonzentrationen geschädigt werden. Diese Gewebe sind die Retina, Neuronen und Endothelzellen mit den Folgen der Retinopathie, Neuropathie und Blutgefäßschäden, die dann zu Blindheit, Nervenschäden und Herzinfarkt führen können.

Somit liegt ein Teufelskreis vor: Durch die Veränderungen der Fließfähigkeit kommt es durch Sauerstoffnot zur anaeroben Glykolyse, die einhergeht mit der Laktatbildung gesunder Zellen. Die andauernd hohe Laktatkonzentration führt dazu, dass die Vorschädigungen weiter fortschreiten können.

1.6.5 Lokale Azidose

Nach Kern (1983, 1984) und Wendt (1996) sind zahlreiche Organschäden, die man der Arteriosklerose zugeordnet hatte, aus der Sicht des Säure-Basen-Haushalts lokale Azidoseschäden oder -katastrophen im Gewebe. Durch das Phänomen der azidotischen Erythrozytenstarre (s. S. 40) kommt es besonders in den Endstrombahnen zur lokalen Blockierung des Blutstroms, das Gewebe geht an Sauerstoffmangel und Säurebildung zugrunde. Diese örtlichen Gewebeazidosen spielen besonders eine Rolle im Gehirn als Schlaganfall, im Herzen als Herzinfarkt und in den Beinen als Beinnekrosen.

Der Abbau von Glukose durch Bewegung und die drastische Reduktion der Zufuhr von Glukose ist in der Ernährung therapeutisch entscheidend. Zugleich muss die Fließfähigkeit verbessert werden, um die Sauerstoffzufuhr zu normalisieren und die anaerobe Glykolyse mit der Laktatbildung zu unterbinden.

1.6.6 Säuretod

In schweren Fällen, in denen der Körper das Endstadium der Säureausscheidung erreicht hat und die Säurekonzentration unaufhörlich ansteigt, wird der Tod in Form des Säuretods eintreten. Mit dem Gehirntod und dem Stillstand des Herzens sind nicht alle Körperzellen abgestorben: In den Muskelzellen arbeitet dann die anaerobe Glykolyse, wodurch sich Milchsäure anhäuft, die schließlich zur Leichenstarre führt, welche erst durch die Lyse aufgelöst wird.

Unser ständiges Bemühen muss es deshalb sein, so weit wie möglich das Normalstadium zu erreichen. Selbst wenn die Speicher nicht mehr vollständig zu entleeren sein werden, so sollte doch versucht werden, im fließenden Blut das annähernd optimale Gleichgewicht zu halten. So können langfristig schwere Krankheiten vermieden werden. Bei bereits bestehenden Erkrankungen wird sich die Lebensqualität um einen hohen Prozentsatz anheben lassen.

1.7 Alkalosen

Merke
Die Alkalose ist definitionsgemäß eine Säure-Basen-Störung mit Anstieg des pH-Werts über 7,5, dabei geht die respiratorische Alkalose einher mit einem Basenmangel und die metabolische Alkalose mit einem Basenüberschuss.

Ursachen der **respiratorischen Alkalose** (vermehrte Kohlendioxidabgabe durch Hyperventilation) sind

- neurologische Störungen des Atemzentrums durch Traumen, Tumore oder Enzephalitiden,
- traumatischer Schock,
- funktionell (vegetativ, Angst, Schmerz),
- hormonell (prämenstruell, Gravidität),
- Toxine (z. B. Leberzirrhose),
- Hypoxie (Höhe, Fieber, Anämie).

Diese Form ist in der Alltagspraxis fast immer als Alkalose mit Basenmangel zu beobachten, zu interpretieren ist sie eigentlich als eine versteckte Azidose. Zum einen kommt die pH-Erhöhung wahrscheinlich zustande durch eine ständige Gegenregulation, so bei einer verstärkten Atemtätigkeit durch Abatmen von Kohlendioxid nach folgender Gleichung:

$$H^+ + HCO_3 = H_2CO_3 = CO_2 + H_2O$$

Jedes eliminierte H^+-Ion nimmt dabei ein Bicarbonatmolekül mit, sodass der bereits bestehende Basenmangel immer mehr zunimmt.

Zum anderen kann der pH-Wert ansteigen durch die kompensatorische Freisetzung von Mineralionen aus den Geweben ins Blut.

Ursachen der **metabolischen Alkalose** sind

- übermäßige Zufuhr von Bicarbonat, Laktat, Citrat, Milch,
- saures Erbrechen,
- Kardiakarzinom.

Auch diese Form der Alkalose ist selten anzutreffen. Durch die verschiedenen Möglichkeiten der Übersäuerung ist bereits zum Ausgleich derselben eine erhebliche Pufferung notwendig und bis zum echten Basenüberschuss bedarf es einer fast asketischen Lebensführung.

Unter den ca. 17 000 Messungen nach Jörgensen (1985) ist mir der Fall einer jungen Patientin mit Morbus Crohn im ärztlichen Bereitschaftsdienst besonders in Erinnerung geblieben. Diese hatte seit zwei Tagen sehr starkes Erbrechen. Da Darmpatienten eigentlich immer stark säurelastig sind, versorgte ich sie mit einer Baseninfusion und führte die Messung nach Jörgensen (1985) durch (s. S. 38), die überraschenderweise einen sehr hohen pH-Wert von 7,58 ergab sowie normwertige Pufferkapazitäten. Zugleich verstärkte die Baseninfusion ihr Unwohlsein, der Wechsel auf eine Minerallösung normalisierte das Beschwerdebild. Hier hatte das sehr starke Erbrechen zu einem Säureverlust und dadurch zu einer Alkalose geführt.

Das Auftreten einer Alkalose stellt allerdings eine seltene Ausnahme in der Praxis dar, und nur unter den beschriebenen Umständen ist an diese Stoffwechselvariable zu denken.

2 Funktionseinheit der inneren Organe

Das Zusammenspiel von Säuren und Basen im Organismus kann nach Sander (1999) anhand der folgenden Punkte veranschaulicht werden:

- exogene Zufuhr durch die Nahrung
- endogene Zufuhr physiologischer Stoffwechselschlacken
- endogene Zufuhr unphysiologischer Stoffwechselschlacken durch chronische Darmgärung und bei Stoffwechselkrankheiten (z. B. Diabetes mellitus)
- Ausfuhr von Säuren und Basen über die Niere und den Darm
- Ausscheidung von Kohlensäure über die Lunge
- endogene physiologische Bildung im Magen von Salzsäure und Natriumbicarbonat
- Beschaffenheit und Kapazität der Depots für Säuren und Basen
- Regulation und Synchronisierung aller dieser Funktionen und Organtätigkeiten

Die Aufgaben der verschiedenen Organe werden im Einzelnen näher dargestellt.

2.1 Magen als Zentrum von Säurebildung und Ausscheidung

Gehen wir vom Beispiel einer akuten Magenübersäuerung aus, die als Krankheitssymptom das **Sodbrennen** hat. In einer überschießenden Reaktion haben die Belegzellen des Magens mehr Salzsäure produziert, als zur Verarbeitung des Speisebreis notwendig war.

Sander (1999) hat dies in seinem Buch modellhaft dargestellt. Das entstehende Natriumhydrogencarbonat, das sofort ins Blut übergeht, würde zur schwerwiegenden Alkalose führen, wenn nicht die basophilen Organe (Leber, Gallenblase, Bauchspeicheldrüsen, Dünndarm) die Basenflut aufnehmen würden. Wenn diese Organe mehr Basen zur Verdauung benötigen, muss der Magen mehr Natriumhydrogencarbonat produzieren, was begleitet wird von einer übermäßigen Salzsäureproduktion. Diese macht sich durch Sodbrennen bemerkbar.

Die Doppelfunktion der Belegzellen ist somit eine biochemisch fundamental wichtige Aufgabe. Wird die Produktion von Salzsäure durch die derzeitige aktuelle Therapie mit Säuresekretionshemmern oder Protonenpumpenblockern unterbrochen, so kommt es auch zur Minderung der Basenproduktion.

Obwohl Sodbrennen bereits bei vielen Menschen zum Regelfall geworden ist, negiert die klassische Medizin nach wie vor den Sinn der Gabe von Natriumhydrogencarbonat, die eine physiologische Therapie darstellt.

In **Abb. 1** ist der Kochsalzkreislauf im menschlichen Organismus mit der Salzsäurebildung im Magen dargestellt.

Durch die Einnahme von Säureblockern wird nach Herstellerangaben der pH-Wert im Magen dauerhaft auf 4 angehoben. Es kommt dadurch zwar zu einem **Basen-**

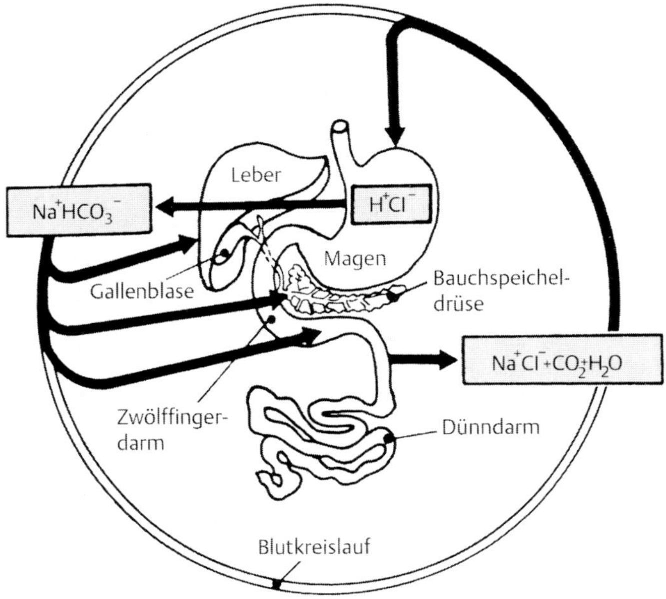

NaCl	Natriumchlorid (Kochsalz)
Na	Natrium
NCl	Salzsäure
$NaHCO_3$	Natriumbikarbonat
CO_2	Kohlendioxid
H_2O	Wasser

Abb. 1 Kochsalzkreislauf mit Schema der Salzsäurebildung im Magen (aus: Glaesel K: Heilung ohne Wunder und Nebenwirkungen. Konstanz: Labor Glaesel; 1986: 22).

sparmechanismus, da der Speisebrei nicht mehr den pH-Wert von 1–2 hat und beim Weitertransport ins Duodenum nur mehr von einem pH-Wert 4 auf 8 gepuffert werden muss. Wenn aber der betroffene Patient seine Lebensweise und sein Ernährungsverhalten nicht ändert, wird er zur Linderung seiner Säurebeschwerden bzw. zur Auffüllung seiner Basendepots für die Aufrechterhaltung der basophilen Organe dauerhaft auf deren Einnahme angewiesen sein. Denn es erfolgt keine kausale Heilung, sondern nur eine Symptombehandlung (s. S. 51). Diese Blockertherapie wird als „Magenschutz" getarnt, denn die Säuresituation bei einem Magen-pH-Wert von 4 zeigt selbst bei der Einnahme von magenschleimhautreizenden Medikamenten (besonders Schmerzmitteln) keine große Aggressivität auf die Schleimhaut mehr.

Einen großen Einfluss auf die scheinbare Säurebildung im Magen hat naturgemäß das **unwillkürliche Nervensystem**. Der Nervus vagus nimmt gleichsam als Sammler alles auf, was auf den einzelnen Menschen einströmt. Stress und Hektik sind Säureeinflüsse pur, die sich sofort durch Magendruck, meist mit Sodbrennen, äußern.

Dabei versucht der Organismus, zur Selbstregulation Basen zu bilden bzw. nachzuliefern, wenn durch eine Disstressreaktion eine sympathische Säureflut hervorgerufen wurde.

Die Mukosabarriere wird neben dem Bicarbonat durch Schleim, Prostaglandine sowie die Epithelregeneration gebildet.

Die **Abb. 2** zeigt anschaulich die Magenentleerung. Nach erfolgter Durchmischung der Speisen mit dem sauren Magensaft verlässt eine erste Portion den Magenausgang in Richtung Zwölffingerdarm. Erst wenn dort die Neutralisation dieses sauren Speisebreis durch die Verdauungssäfte aus Leber und Bauchspeicheldrüse erfolgt

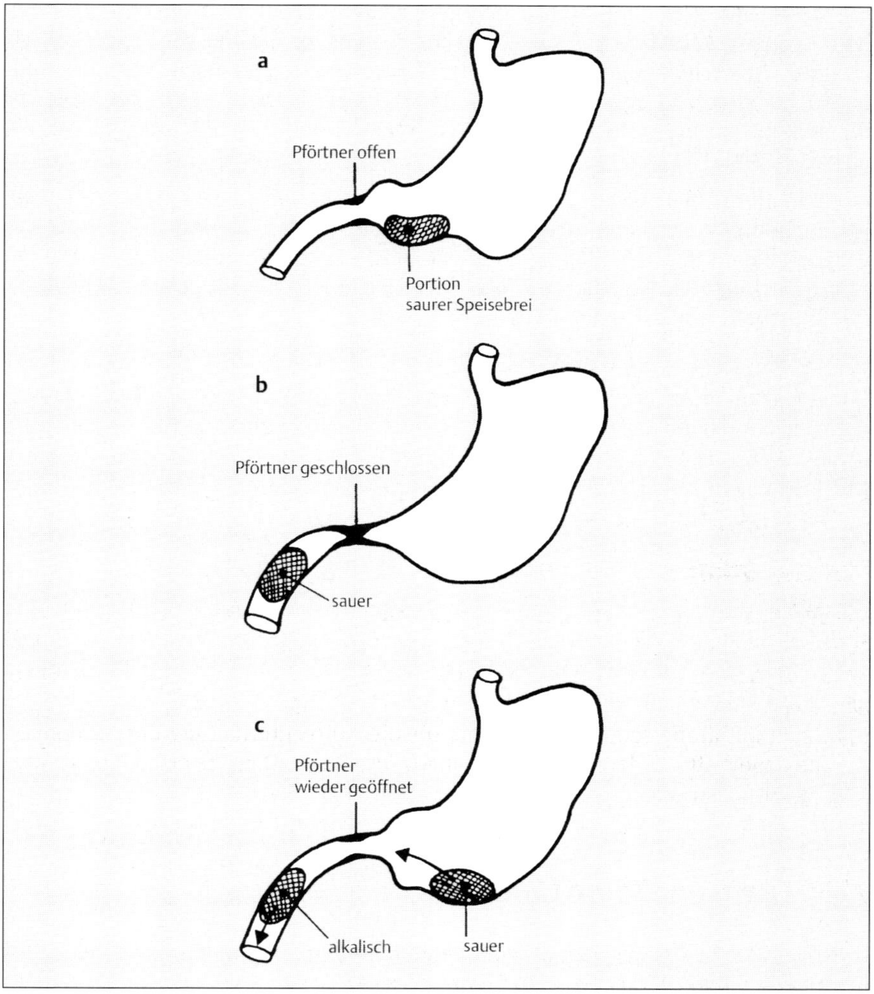

Abb. 2 Regulation des Pförtners durch chemische Reize (aus: Glaesel K: Heilung ohne Wunder und Nebenwirkungen. Konstanz: Labor Glaesel; 1986: 21).

ist, rutscht diese Portion weiter und der Magenausgang öffnet sich wieder. Ist allerdings die Bildung der Verdauungssäfte gestört, so wird es länger dauern, den sauren Speisebrei zu neutralisieren.

2.1.1 Einsatz von Natriumhydrogencarbonat

Ein scheinbares Problem kann die Säurelockung durch Natriumhydrogencarbonat darstellen. Das Entfernen der Säuren erfolgt durch Natriumhydrogencarbonat, Magenspülung, Erbrechen oder durch Verdünnen mit Wasser. Die Belegzellen im Magen hören durch die **H^+-Ionen-Barriere** mit der Salzsäureproduktion auf, wenn die Salzsäurekonzentration eine bestimmte Stärke erreicht hat. Wird diese Barriere durch das Entfernen der Salzsäure geöffnet, dann muss bei Bestehen einer latenten Azidose sofort Salzsäure aus dem übersäuerten Organismus nachströmen. Da dies in einem überschießenden Maß geschieht, kann Sodbrennen nach Basengabe auftreten. Eine zweite, kleinere Gabe eines Basenpulvers oder entsprechender Medikamente neutralisiert diese Säuremenge sofort. Die H^+-Ionen-Barriere stellt somit ein Sicherheitsventil im technischen Sinne dar.

Nach Sander (1999) wurde schon früher mit Natriumbicarbonat therapiert. Man meinte damals, es käme zu einer Reizung der Magenschleimhaut wegen des vorübergehend überschießenden Einfließens von Salzsäure in den Magen. Die gesamte Salzsäure wird jedoch nach folgender Gleichung neutralisiert und die Magensalzsäure vollständig mit dem Harn ausgeschieden:

$$NaHCO_3 + HCl = NaCl + CO_2 + H_2O$$

Daher gab man schon früher Erdalkalien (Magnesiumsalze) oder Erden (Aluminium), wodurch die Salze $MgCl_2$ und $AlCl_3$ entstehen. Bei Verwendung dieser Stoffe gehen zwei Drittel der Magensalzsäure wieder ins Blut über, beanspruchen Teile der Alkalireserve und erscheinen von neuem als Depotsalzsäure im Magen:

Magen: $3\,MgO + 6\,HCl = 3\,MgCl_2 + 3\,H_2O$

Darm: $3\,MgCl_2 + 2\,NaH_2PO_4 = Mg_3(PO_4)_2 + 4\,HCl + 2\,NaCl$

Das Magnesiumphosphat wird im Kot ausgeschieden, hätte aber noch zwei weitere H^+-Ionen binden können, die nach obiger Formel wieder in den Kreislauf eingeschleust werden. Somit wird nur eine vorübergehende Pufferung erreicht, aber kein einziges Mol Säure aus dem Körper entfernt.

Eine Therapie mit Magnesium- oder Aluminiumsalzen wird in letzter Zeit wieder vermehrt eingesetzt, da die zu häufige und zu schnelle Therapie mit Säureblockern oft wirkungslos oder unbefriedigend verlaufen ist.

2.2 Darm und saure Gärung

Nach der Magenpassage gelangt der Speisebrei in den Zwölffingerdarm und weiter in den Dünndarm. Im Idealzustand herrscht eine Harmonie zwischen den Verdauungssäften und den notwendigen Darmbakterien, es besteht eine **Symbiose**. Ist das Säure-Basen-Gleichgewicht gestört, kommt es wie beim Magen zu einer Schwächung der basophilen Organe. Dabei ist dies nicht gleichbedeutend mit einem Ausfall dieser Organe, es besteht nur eine Schwächung, die die Funktionsfähigkeit einschränkt.

Normalerweise wird der Speisebrei im Dünndarm mithilfe der Verdauungssäfte problemlos verarbeitet. Der Dünndarm selbst ist idealerweise frei von Bakterien, erst im Dickdarm besteht eine körpereigene Bakterienflora. Durch chronische Störungen kann es zu einem Aufsteigen der Bakterien kommen, auch zum Auftreten von Candidapilzen, und dadurch zu einer krankhaften Gärung im Dünndarm. Begünstigt wird diese durch eine Temperatur von 37 °C, den entsprechenden Bakterien und eine meist gärfreudige zellulosehaltige Nahrung. Jeder Mensch trägt also seinen eigenen Gärbottich im Körper.

2.2.1 Diarrhöe

Die Darmzotten sind klüger als ihr menschlicher „Besitzer": Sie verweigern die Aufnahme von Säuren. Daher kann nach einer säurereichen Mahlzeit Durchfall auftreten. Die Darmzotten schalten beim Auftreten der starken Säuren im Darmbereich ab, sodass der Speisebrei uneingedickt den Darm verlässt. Auch die meisten Abführmittel enthalten starke Säuren. Koch (1998) beschreibt diese Tatsachen sehr ausführlich in dem Buch *Saure Nahrung macht krank*. Die von Koch empfohlene Ernährungsweise, bei der jede Speise vor dem Verzehr zu neutralisieren ist, wird allerdings von der Mehrzahl der Menschen abgelehnt, da bereits durch „saure Speisen" eine Neutralisation herbeigeführt werden kann (s. S. 125), der Naturgeschmack einer Speise oder Frucht völlig verändert wird und bei längerer Diätführung durch die stetige Zufuhr von Calciumcarbonat die B 1- und B 12-Aufnahme gestört werden kann.

In der Alltagspraxis tritt Durchfall häufig auf, vor allem nach Festmahlzeiten mit einem hohen Anteil saurer Lebensmittel (**Tab. 17**, S. 127) und in ungünstiger Zusammensetzung. Es besteht dann oft der dringende Patientenwunsch nach einer sofortigen Blockierung des Durchfalls, obwohl es näher läge, den Darm von seinen Säuren zu befreien.

So ein Durchfallgeschehen ist in den meisten Fällen ein **Notventil**, um den ganzen Körper vor einer erheblichen Allgemeinerkrankung, wenn nicht gar vor dem Tod, zu bewahren. Hierbei bewirkt die Abdrosselung der Darmzotten eine Vermeidung der Aufnahme von Giftstoffen oder Krankheitserregern.

Bei Durchfällen empfiehlt es sich, adsorbierende Stoffe einzunehmen wie medizinische Kohle in Form von Kohlekompretten, Heilerde (z. B. Luvos oder Bullrich's Heilerde) oder Flohsamenschalen (Plantago ovata).

2.2.2 Intestinale Autointoxikation

Ausgehend von diesen biochemischen und pathologischen Tatsachen ist der Ausdruck intestinale Autointoxikation, auch **Enterotoxikose** genannt, geprägt worden. Die Autoren Rohlffs, Rodrian und Pirlet (1976) haben sich mit diesem Problem in ihrer Arbeit *Intestinale Autointoxikation und Kanzerogenese* auseinandergesetzt.

Sie berichten, dass zahlreiche Krankheiten in regional unterschiedlicher Häufigkeit auftreten und in verschiedenen geographischen Räumen Nahrungsmangel oder -überfluss zu einem wechselnden Auftreten bestimmter Krankheitsbilder führen. Weiter heißt es, dass ein Teil der im Übermaß zugeführten Nahrung nicht ordnungsgemäß verdaut und in den unteren Darmabschnitten bakteriell zersetzt wird. Hierbei entstehen u. a. Substanzen, deren toxische und kanzerogene Eigenschaften erwiesen sind. Es muss damit gerechnet werden, dass einige dieser bakteriellen Abbauprodukte eine lokale Wirkung auf die Darmschleimhaut und nach ihrer Resorption eine bisher noch wenig bekannte Wirkung auf andere Organsysteme entfalten. Für diesen pathogenetischen Modus, der immer noch oft bezweifelt oder zumindest nicht genügend in Rechnung gestellt wird, ist der Begriff „Intestinale Autointoxikation" geprägt worden.

Die Autoren weisen darauf hin, dass im unteren Dünndarm und Dickdarm Gärungs- und Fäulnisvorgänge ablaufen. Es zeigte sich, dass im Stuhl Produkte der **alkoholischen Gärung** nachweisbar sind, deren jeweils gefundene Mengen erhebliche Unterschiede aufweisen. Tierexperimentelle Untersuchungen haben ergeben, dass ein oral verabreichtes Gemisch von höheren Alkoholen eine vielfältige organschädigende und kanzerogene Wirkung hat und damit lebensverkürzend wirkt. Die Menge der einzelnen, im Stuhl nachweisbaren Alkoholkomponenten war abhängig von der Nahrungszusammensetzung, der Passagezeit des Darminhalts und damit der Dauer der bakteriellen Einwirkungen sowie der unterschiedlichen Resorption durch die Darmschleimhaut. Durch eine entsprechende Diätführung konnte die Entstehung von Noxen verhindert werden. Physikalisch-therapeutische Maßnahmen beschleunigen deren Ausscheidung, z. B. über die Haut.

Eine weitere interessante Arbeit von Kaji und Mitarbeitern (1976) soll hier erwähnt werden. Die Autoren berichten von einer 24-jährigen Patientin, die mehrere Wochen lang etwa ein bis zwei Stunden nach dem Genuss einer überwiegend kohlenhydratreichen Mahlzeit über folgende Symptome klagte:

- allgemeine Schwäche
- Schwindel
- Erbrechen
- Benommenheitszustände

Am Tag der Krankenhausaufnahme hatte sie zwei Stunden nach dem Frühstück einen totalen Schwächezustand, gefolgt von einem Ohnmachtsanfall. Sie wurde bewusstlos ins Krankenhaus eingeliefert. Als Ursache fand sich schließlich ein übermäßiges Vorhandensein von **Candida albicans**, das zu einer starken Gärung und damit zur Bildung von Gärungsalkoholen geführt hatte, die dann die entsprechenden **Vergiftungssymptome** induziert hatten. Nach medikamentöser Therapie und Entzug der gärungsfreudigen kohlenhydratreichen Nahrung war die Patientin innerhalb weniger Tage beschwerdefrei.

Dieses Beispiel aus Japan steht für viele Fälle aus der täglichen Praxis. Aus dieser Erkenntnis heraus kann vielen Patienten geholfen werden.

Rieth (1988) weist auf dieselbe Problematik hin und gibt in seiner Arbeit *Mykosen – Anti-Pilz-Diät* die Anweisung einer entsprechenden Ernährungszusammensetzung. Er betont dabei das Weglassen von zuckerhaltigen Nahrungsmitteln. Rieth (1988) war noch der Meinung, der Candidapilz dürfe als Parasit generell nicht im menschlichen Körper angesiedelt sein. Seit seinen grundlegenden Arbeiten sind annähernd 20 Jahre vergangen und es ist anzunehmen, dass der Candidapilz inzwischen bei ca. drei Viertel der Menschen als Parasit zu finden ist. Die Wirkungen dieses Pilzes dürfen nicht überbewertet werden, da auch das Darmbakterienmilieu insgesamt mit entscheidend für Fehlfunktionen ist und durch eine grundlegende Darmsanierung sowie die Einnahme von Darmsymbionten der Candidapilz in seiner Aktivität zurückgedrängt wird. Ebenso wenig darf das Auftreten des Candidapilzes unterbewertet werden, wie es leider noch in der wissenschaftlichen Medizin der Fall ist. Die alleinige Einnahme eines Antipilzpräparats wird die Erkrankung kaum zum Abklingen bringen, nur die schon betonte zuckerarme Diät bietet die Grundlage für eine Abheilung.

In der Praxis ist es immer wieder zu hören, dass nach einer Darmsanierung die Krankheitssymptome völlig abgeklungen sind. Sobald aber der Zuckerkonsum zunimmt, treten die alten Beschwerden wieder auf. Aus diesem Grund ist die Aufklärung des Patienten über die Ernährungsführung entscheidend. Besonders, wenn Patienten schon mehrfach Mykostatika ohne maßgeblichen Erfolg eingenommen haben. Darüber hinaus kann eine Erkrankung des Partners eine Rolle spielen und eine mögliche Partnerbehandlung sollte stets bedacht werden.

2.3 Blut als Puffer und Transportmedium

Für uns ist das Blut heute naturwissenschaftlich durchschaubar geworden. Es setzt sich bekanntermaßen zusammen aus

- Erythrozyten
- Leukozyten
- Thrombozyten
- Gerinnungsfaktoren

Das Blut ist das Transportmedium für alle Nährstoffe hin zu und für alle Schlackenstoffe weg von den Zellen zu den Ausscheidungsorganen. Bereits in seiner Funktion als Transportorgan muss es sammelnd (= puffernd) wirken.

Dafür ist das Blut mit mehreren **Puffersystemen** ausgestattet, die sich wie folgt aufteilen:

- Phosphatpuffer 5 %
- Proteinatpuffer 7 %
- Hämoglobinatpuffer 35 %
- Bicarbonatpuffer 53 %

Phosphat- und Proteinatpuffer sind nur von untergeordneter Bedeutung. Die Pufferwirkung des Hämoglobins ist abhängig von der Messzahl des Hämoglobins. Ist diese zu niedrig, ergibt sich eine insgesamt niedrige Pufferkapazität, besteht eine Polyglobulie, so kann sich dahinter eine latente Azidose verstecken.

Das Bicarbonatpuffersystem leitet über zu den Organen Lunge und Nieren. Über die Lungen wird Kohlensäure abgeatmet, über die Nieren werden nicht gasförmige Stoffwechselendprodukte ausgeschieden.

Eine wichtige Besonderheit ist bei der Pufferwirkung im Blut zu beachten: Eine Messung des Säure-Basen-Status kann nur eine Momentaufnahme sein, sodass die aktuelle Situation des Patienten immer zu berücksichtigen ist. Des Weiteren ist es die Aufgabe des Körpers, das Transportmedium Blut so rein wie möglich zu halten, d. h. wenn die Säurekonzentrationen ansteigen, werden diese zwar gepuffert, aber zugleich erfolgt auf den Transportwegen eine Abgabe von Säuren an die verschiedenen Gewebe. Hier werden zunächst „minderwertige" Gewebe und Organe und erst im späteren Stadium „höherwertige" Organe mit Säuren belastet (s. S. 28).

Da ein Fließgleichgewicht besteht, kann das Blut noch relativ gepuffert sein, während bereits erhebliche Säuredepots im Bindegewebe vorhanden sind. Selten wird der Zustand umgekehrt sein. Folglich kann der Säure-Basen-Haushalt nicht allein anhand des Blut-pH-Werts beurteilt werden.

2.4 Niere und ihre Funktionen

Der Niere stehen verschiedene Mechanismen zur Verfügung, um eine Azidose oder Alkalose wieder auszugleichen (Schmidt et al. 2004).

2.4.1 Bicarbonatmechanismus

Bei normaler Nierentätigkeit wird praktisch das gesamte Bicarbonat aus dem Glomerulusfiltrat in den Tubuli rückresorbiert. Bei einer Alkalose steigert sich die Ausscheidung erheblich. Bei Azidosen nimmt die Kapazität der Nierentubuli zur Bicarbonatrückresorption durch den erhöhten Kohlendioxiddruck zu. Dieser Effekt ist der **Basensparmechanismus** der Nieren. Dieser ist abhängig von der zinkhaltigen Carboanhydrase.

2.4.2 Phosphatmechanismus

Es kommt hier zu einem Austausch von H^+-Ionen aus der Zelle gegen Na^+-Ionen im Tubuluslumen. Dort verbleibt statt des ursprünglichen Na_2HPO_4 nunmehr NaH_2PO_4 und wird ausgeschieden. Das HCO_{3-} aus der Zelle gelangt mit den rückresorbierten Na^+-Ionen in das Blut, sodass dort der Gehalt an $NaHCO_3$ ansteigt. Je höher der Kohlendioxidgehalt ist, desto größer wird der Austausch zwischen H^+- und Na^+-Ionen aus dem Tubuluslumen und desto mehr $NaHCO_3$ gelangt in das Blut und normalisiert dort das gestörte Verhältnis von Säure zu Salz.

2.4.3 Kationenaustausch

Wie gerade dargestellt, können im tubulären Apparat H^+- und K^+- gegen Na^+-Ionen ausgetauscht werden. Bei einer hohen H^+-Ionen-Konzentration werden mehr H^+-Ionen ausgetauscht und so der Organismus gegen Basenverluste geschützt.

Dies ist die einzige **Eliminationstätigkeit** von H^+-Ionen über die Nieren, die ebenfalls abhängig von der zinkhaltigen Carboanhydrase ist.

2.4.4 Säureausscheidung

Wenn der pH-Wert des Urins unter die normale Höhe von 6 absinkt, können organische Säuren wie Acetessigsäure ausgeschieden werden, sodass kein entsprechender Verlust an Basen eintritt.

Mit zunehmendem Alter nehmen die Zahl der Nierentubuli und damit die Fähigkeit zur Säureausscheidung über die Niere stetig ab, somit steigen die intrazelluläre Säurebelastung sowie die Ablagerung von neutralisierten Säuren an. Eine altersphysiologische Entlastung der Nieren durch die vermehrte Säureausscheidung über die Haut nimmt zu (Altersflecken). Zugleich steigt der durchschnittliche Blut-pH-Wert innerhalb des Normbereichs mit dem Alter leicht an, während die Bicarbonatkonzentration abfällt. Eine physiologisch steigende Säurebelastung mit zunehmendem Alter ist somit gegeben (Frassetto et al. 1996). Parallel dazu verlangsamt sich mit dem Alter die Neubildung von Strukturbausteinen des Bindegewebes, die Bindungs- und Speicherfähigkeit von Säuren nimmt ab.

Eine Nierenentlastung ist durch die klassiche **Kartoffel-Ei-Diät** gegeben (Worlitschek 1997). *Quälerei oder sinnvolle Maßnahme* ist der Titel einer Übersichtsarbeit von Füeßl (2006), in der eine proteinarme Diät bei Niereninsuffizienz diskutiert wird. Der Autor kommt zu dem Schluss, dass die günstige Wirkung einer „schlauen Diät" unter Umständen nicht auf einer Protein-, sondern einer Phosphatrestriktion beruht, da Eiweiß und Phosphat häufig in den gleichen Nahrungsmitteln vorkommen.

Bei einer fortgeschrittenen **Niereninsuffizienz** (glomeruläre Filtrationsrate: GFR < 20 ml/min) ist die Kapazität der Niere, H^+-Ionen auszuscheiden, deutlich eingeschränkt und es kommt zur Entwicklung einer metabolischen Azidose (Schaefer 2005).

2.4.5 Ammoniummechanismus

Bei sinkendem pH-Wert tritt ein weiterer **Basensparmechanismus** in Kraft. Es kommt unter Einwirkung der Glutaminase in den Tubuluszellen zur Bildung von Ammoniak (Salmiakgeist; NH_3) aus Glutaminsäure. Das NH_3 kann leicht in den Tubulus diffundieren und dort durch die Aufnahme eines H^+-Ions in Ammonium (NH_4^+) übergehen. Dadurch nehmen die NaCl-Ausscheidung ab und die NH_4Cl-Ausscheidung zu.

Andererseits kommt es zur Bildung von Ammoniak und Ammonium als Zwischenprodukt des Eiweißstoffwechsels und zur Ausscheidung von überzähligem Stickstoff (= nicht benötigten Aminosäuren) in der Leber. Da hier Niere und Leber gleichermaßen belastet sind, ist es notwendig, die Leber in ihrer Entgiftung zu unterstützen und dadurch die Nieren in ihrer Funktion zu entlasten.

Zur Leberentgiftung gibt es zahlreiche Phytopräparate. In letzter Zeit ist ein Präparat aus gemahlenem Vulkangestein (Klinoptilolith aus der Gesteinsgruppe der Zeolithe) als Medizinprodukt unter dem Namen froximun im Handel erhältlich, das eine Direktbindung von Ammonium und Ammoniak ermöglicht und zu einer nachhaltigen Entlastung der Leber und somit auch der Nieren geeignet ist.

2.5 Bindegewebe als Säurespeicher

Es ist das große Verdienst von Pischinger und Heine (2004), das System der Grundregulation des Bindegewebes entdeckt zu haben. Dieses System definiert sich als Funktionseinheit der Gefäßendstrombahn, der Bindegewebszellen und der vegetativ-nervalen Endformation (**Abb. 3**). Einen Gesamtüberblick zur Säure-Basen-Regulation im Organismus vermittelt **Abb. 4**.

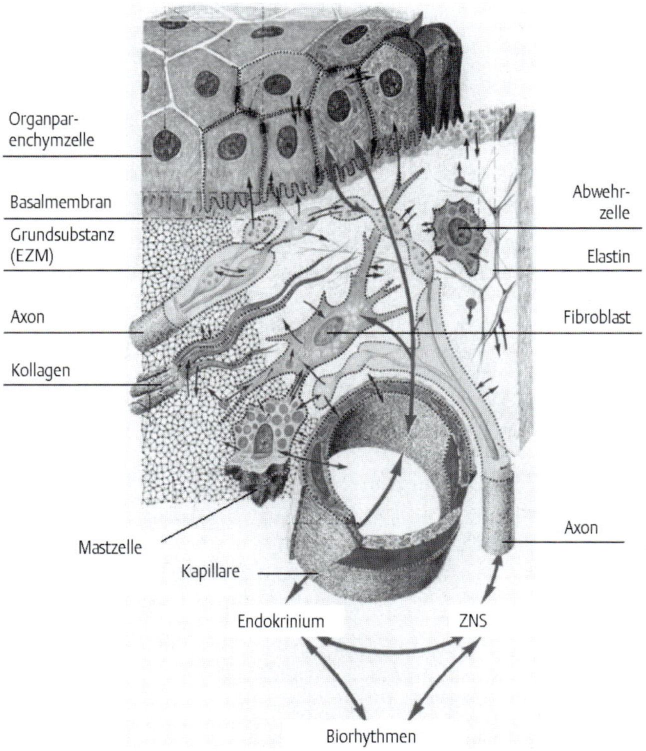

Abb. 3 Darstellung der Wechselwirkungen (Pfeile) zwischen Endstrombahn, extrazellulärer Matrix, terminalen vegetativen Axonen, Bindegewebszellen und Organparenchymzellen (aus: Heine H: Lehrbuch der biologischen Medizin. 3. Aufl. Stuttgart: Hippokrates; 2006: 58).

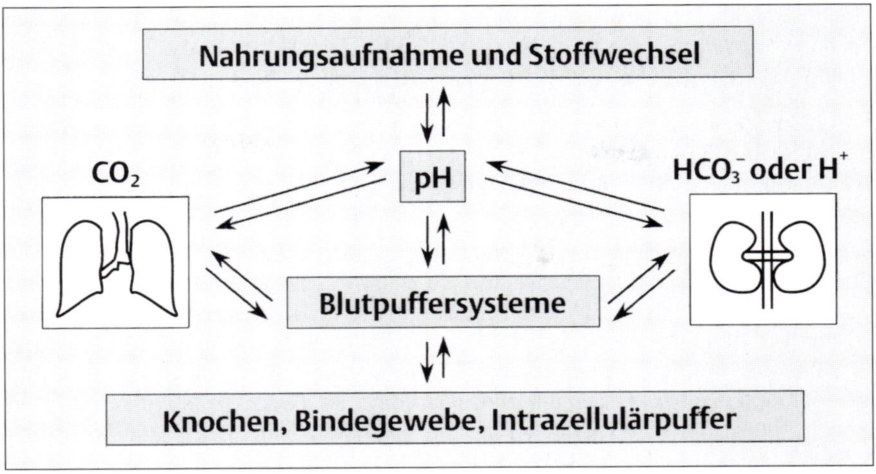

Abb. 4 Regulation des Säure-Basen-Gleichgewichts.

Dem Anatomen Heine (2006) ist die weitere Erforschung und Darstellung dieses Grundgewebes, der Matrix, zu verdanken. Bildhaft eindrucksvoll dargestellt sind die Funktionen der Matrix bei Rimpler und Bräuer (2004).

2.5.1 Extrazelluläre Matrix

Entscheidend für das gemeinsame Wirk- und Informationsfeld der oben genannten Trias ist die extrazelluläre Flüssigkeit. Die extrazelluläre Matrix (EZM) ist ein jeder Zelle vorgeschaltetes **Molekularsieb** aus glykosylierten Glykoproteinen (Proteoglykane, Glykosaminoglykane), Strukturglykoproteinen (Kollagen, Elastin) und Vernetzungsgklykoproteinen (u. a. Fibronektin, Laminin). Die glykosylierten Glykoproteine sind das strukturelle Grundelement der EZM. Aufgrund ihrer Negativladungen sind sie zur Wasserbindung und zum Ionenaustausch befähigt. Die EZM ist über Kapillaren und vegetative Nervenfasern an das Hormon- und zentrale Nervensystem angeschlossen. Jedes somato-psychische und psycho-somatische Ereignis spiegelt sich daher in der Organisation der EZM wieder. Proteoglykane und Glykosaminoglykane strukturieren ein poröses Polysaccharidgel mit sehr großer Oberfläche, wodurch sich außerordentlich vielfältige Möglichkeiten zur Bildung chemischer Verbindungen ergeben. Proteoglykane durchsetzen außerdem die Zellmembran und stellen eine Verbindung mit dem Zellskelett dar, die sich auf das gesamte Zellverhalten auswirkt.

Zur normalen Zell- und Organversorgung muss ein ständiges Fließen durch dieses Molekularsieb der Matrix möglich sein. Angeschlossen sind direkt die Lymphgefäße und damit die Lymphorgane. Es ist das größte den Organismus ganzheitlich durchziehende System. Die Sauerstoff- und Substratabgabe ins Gewebe ist abhängig von den morphologischen Eigenschaften, Strömungsverhältnissen im Blut sowie biochemischen Prozessen in der Grundsubstanz. Die beherrschende Zelle der Grundsubstanz oder Matrix ist der **Fibroblast**, der auf jeden Informationsreiz mit einer entsprechenden Synthese von Grundsubstanz reagiert. Die Grundsubstanz dient zugleich als Eiweißspeicher.

Die Proteoglykane als „Baugerüst" können alle vier Nährstoffe speichern

- Kohlenhydrate als Glukose und Galaktose
- Eiweiß als NH-Gruppen
- Fett als Kohlenhydratketten mit Säureresten
- Wasser

Bei **Überernährung** reagiert der Fibroblast mit einer vermehrten Kollagensynthese, Abwehrzellen reduzieren ihre Abwehrleistung und es kommt zur Ablagerung von hydrophilen Schlacken. Entscheidend begünstigt wird die Ablagerung von sauren Stoffwechselsalzen, wenn im Blut bereits die basischen Pufferkapazitäten (s. u.) vermindert sind und das Blut kein Auffangreservoir für diese darstellen kann. Daher muss vom Blut her eine „Säuberung", eine Entlastung dieser „Stoffwechselschlacken" hinein in dieses Grundgewebe, die Matrix, erfolgen. Erschwerend kommen Erkrankungen oder Schwächen der ausleitenden Organe Lunge, Darm, Niere und Leber hinzu.

Leben bedeutet nach Heine (2006) auch, dass in individuellen Zeiträumen **Stress** durch Beruf, Psyche, Umwelt, Ernährung und Altern auftritt. Dies führt u. a. zu einem erhöhten Katecholaminspiegel mit reaktiver qualitativer und quantitativer Veränderung der EZM-Komponenten. Es werden dann einerseits vermehrt Matrix-Komponenten durch aktivierte proteolytische und hydrolytische Enzyme abgebaut, andererseits Proteoglykane synthetisiert, die vermehrt Lipide abfangen können. Die Zellen reagieren auf Stress auch mit einer erhöhten Bildung von Sauerstoffradikalen. Dadurch entsteht eine proinflammatorische Situation, die mit einer Erhöhung von Akut-Phase-Proteinen einhergeht und zur vermehrten Produktion des Tumor-Nekrose-Faktor-α (TNF-α) aus Monozyten/Makrophagen führt. Dies wiederum führt zu Glukoseverwertungsstörungen (Insulinresistenz), erhöhter Labilität des Gerinnungssystems, Hyperlipidämie und Neigung zu chronischen Entzündungen (metabolisches Syndrom).

Ein Glukoseüberschuss hat die nicht enzymatische Glykosylierung aller Zuckerkomponenten in der EZM zur Folge, die dann durch Sauerstoffradikale unter Einschluss von Lipiden zu großen unlöslichen Molekülen polymerisieren. Dieser als „Verschlackung" der EZM zu bezeichnende Vorgang mündet in eine positive Rückkopplung mit der Gefahr zur Entwicklung chronischer Krankheiten und Tumoren.

Folgen der Azidose

Eine Übersäuerung der EZM führt zu Störungen der zirkadianrhythmischen Aufnahme, Speicherung und Abgabe von Stoffwechselprodukten, da das Ablösen der an Kollagen und Proteo- bzw. Glykosaminoglykanen gebundenen sauren Moleküle und ihre Neutralisierung durch Alkalipuffer nicht mehr im ausreichenden Maß erfolgen kann. Die EZM beginnt unter dem Bild einer latenten Azidose zu verschlacken. Letztlich werden die nicht mehr von den EZM-Komponenten gebundenen und nicht ausreichend gepufferten Säuren ins Blut verschoben (z. B. Ketosäuren beim Diabetiker) und belasten die Pufferkapazitäten des Bluts.

Die Zusammensetzung der EZM verändert sich ebenfalls, wodurch spannungssensitive Gene der Bindegewebszellen aktiviert werden, die u. a. Makrophagen zur weiteren Bildung proinflammatorischer Zytokine und Fibroblasten zur Synthese inadäquater EZM-Komponenten, wie zu stark säurebindendes Kollagen und schlecht vernetzte Proteo- und Glykosaminoglykane, anregen.

Durch eine Azidose verschlechtert sich die Funktion der EZM als Molekularsieb und eigentlicher Regulator des Zellstoffwechsels. In der Folge entwickelt sich eine Vielfalt vegetativer, funktioneller und psychischer Symptome ohne eindeutige Hinweise auf deren Ursache.

Bildhaft sind die ultrastrukturellen Veränderungen der subepidermalen EZM bei Heine (2006) dargestellt (**Abb. 5**): Ein drei Jahre altes Kind hat noch eine klare Netz-

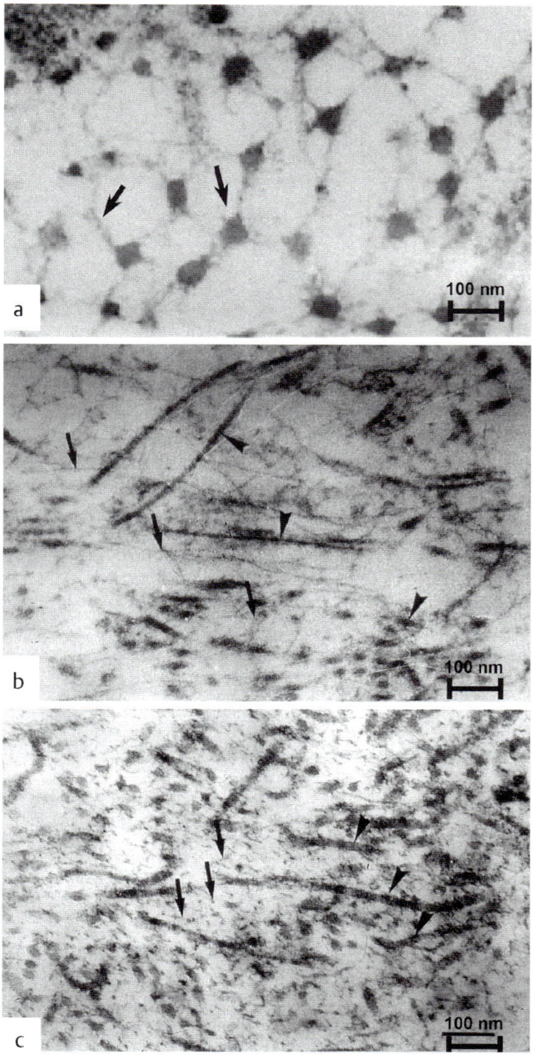

Abb. 5 Ultrastrukturelle Veränderungen der subepidermalen EZM im Alter (aus: Heine H: Lehrbuch der biologischen Medizin. 3. Aufl. Stuttgart: Hippokrates; 2006: 80):

a) 3-jähriges Kind (langer Pfeil: Proteoglykane, Pfeil: Stränge aus Hyaluronsäure);

b) 63-jährige gesunde Frau (Pfeilköpfe: Kollagen, Pfeile: Proteoglykan-Glykosaminoglykan-Netz);

c) 63-jährige Frau mit metabolischem Syndrom (Pfeilköpfe: „verwaschene" Kollagenfibrillen, Pfeile: Niederschläge im Proteoglykan-Glykosaminoglykan-Netz).

struktur der globulär erscheinenden Proteoglykane und die sie verbindenden feinen Stränge aus Hyaluronsäure. Dagegen sind bei einer 63 Jahre alten „gesunden" Frau bereits eine eindeutige Kollagenzunahme sowie die Abnahme des Proteoglykan-Glykosaminoglykan-Netzes zu erkennen. Extrem sind jedoch degenerative Veränderungen bei einer ebenso alten Frau mit metabolischem Syndrom: In dem Netz aus Proteo- und Glykosaminoglykanen finden sich feine Niederschläge, die durch eine nicht enzymatische Glykosylierung bei Glukoseverwertungsstörungen und Peroxidation durch Sauerstoffradikale entstehen.

2.5.2 Speichereiweiß

Im Speichereiweiß ist das Verhältnis Kollagen zu Polysacchariden 95 % zu 5 %, während in pathologischen Glykoproteinen, wie dem Amyloid, Verhältnisse von 42 % Kollagen zu 58 % Polysacchariden auftreten können.

Speichereiweiß und Amyloid können in wechselnden Mengen und Kombinationen viele andere Moleküle binden (= verschlacken). Gebunden werden u. a. die Folgenden:

- Immunglobuline
- Lipoproteine
- Albumin
- Aminosäuren
- Glykoproteine
- Harnsäure
- Cholesterin
- Umweltschadstoffe
- Kohlenoxid-Hämoglobin

Nach Wendt (1996) kommt es bei einer Übersäuerung zur Verdickung der Basalmembran und dadurch zu einer erheblichen Erschwerung des gesamten Stoffwechseltransports, sowohl der Hinführung als auch des Schlackenabtransports. In dieser Verdickung der Basalmembran hat nach Wendt (1996) die Zuckerkrankheit ihre Entstehungsursache, da ein höherer Druckgradient notwendig ist, um die notwendigen Glukosemoleküle durch die Basalmembran zu schleusen. Andererseits wird der Abtransport gestört, und hier ist die Entstehungsursache des Weichteilrheumatismus zu suchen. Volhard (1942) hatte das Bindegewebe treffenderweise als Vorniere bezeichnet – heute sehen wir es als Zwischenlager bis zur endgültigen Elimination.

Da das Bindegewebe sehr weiträumig ist, können viele Säurevalenzen lange Zeit unbemerkt gespeichert werden, erst bei höherer Konzentration wird sich dann ein Krankheitszustand einstellen.

Hier darf auf die grundlegenden Arbeiten von Heine (2006), Pischinger und Heine (2004) und Wendt (1996) verwiesen werden, deren Studium weitere Einblicke in die vorgestellten Mechanismen ermöglicht.

2.5.3 Zyklus der Säure-Basen-Flut

Reversible Ver- und Entschlackung sind notwendige Teilprozesse des ernährungs- und zirkadianrythmisch bedingten, die Homöostase erhaltenden Säure-Basen-Flutens im Organismus. Zentrale Bedeutung kommt dabei dem **Kochsalzkreislauf** zwischen Magen, Duodenum, Pankreas, Leber und EZM zu (Sander 1999). Dieser ist an die untereinander rückkoppelnden zirkadianrhythmisch eingestellten Zeitgeber im Hypothalamus und den dort gelegenen Appetitkontrollzentren gebunden, die in Verbindung mit der Zirbeldrüse und dem Sättigungszentrum stehen. Aus der Peripherie erreichen afferente Vagusfasern der Magenwand dieses Sättigungszentrum und regen bei leerem Magen das Hungergefühl an. Die bei Nahrungsaufnahme aus den Belegzellen der Magendrüsen in das Lumen freigesetzte Salzsäure führt gleichzeitig im basolateralen Drüsenzellbereich zur Freisetzung einer äquivalenten Menge an basischem Natriumhydrogencarbonat. Dieses gelangt in die unterlagernden Kapillaren und über den Blutweg in die basenabhängigen Darm- und Darmanhangsdrüsen (Brunner'sche und Lieberkühn'sche Drüsen im Duodenum sowie Pankreas und Leber). Dort wird das Natriumhydrogencarbonat durch Salzsäure neutralisiert und als resynthetisiertes Kochsalz in den Blutkreislauf zurückgeführt. Dadurch steht es erneut den Belegzellen zur Verfügung. Damit kommt es mit der Salzsäureausschüttung auch zu einer **Basenflut**, die tagsüber mit dem zirkadianen Leberrhythmus zusammenfällt. Dabei werden die in der Leber enzymatisch harnpflichtig gemachten Substanzen, Glukose und synthetisierte Galle, in die Blutbahn bzw. Duodenum abgegeben.

Umgekehrt tritt **Basenebbe** in den Geweben während der nächtlichen Assimilationszeit der Leber ein. Die Basenebbe während der nächtlichen assimilatorischen Leberphase führt dagegen bei gleichzeitiger Glykogenspeicherung zum Ausscheiden zellulärer Abbauprodukte in die EZM (s. S. 27), die von den dort vorrätigen Puffern neutralisiert und nach Abgabe in das Blut direkt über die Niere unter maximaler Natriumrückgewinnung ausgeschieden werden. Dadurch wird der Nachtharn im Unterschied zum Tagharn sauer. Eine Säureflut gibt es daher nur im Harn, im Organismus entspricht diese einer Basenebbe.

Viele Lebensumstände, eine basenarme Ernährung sowie Krankheiten führen zu einer erhöhten Sympathikusaktivität mit einer vermehrten Entzündungsbereitschaft und latenten Azidose. Dabei werden zunehmend Entzündungsmediatoren, vor allem die Zytokine TNF-α, Interleukin-1 und Interleukin-6 ausgeschüttet, die wiederum die proinflammatorische Reaktion verstärken. Die anfallenden sauren Stoffwechselprodukte schöpfen die Pufferreserven aus, sodass sie selbst bei Basenfluten nicht mehr ausreichend regenerieren können. Die unter diesen Bedingungen notwendige nahezu vollständige Rückresorption von Basenäquivalenten durch die Nieren lassen im Harn kein Säure-Basen-Fluten mehr erkennen, der Harn bleibt sauer.

2.5.4 Stoffwechselschlacken

Pirlet (1989) hat sich zum Thema *Was versteht man unter Stoffwechselschlacken?* wie folgt geäußert:

„Schlacke ist das Abfallprodukt bei der Verbrennung von Steinkohle und Koks. Hochofen-Schlacke ist der ‚unreine Abfall' beim Erzschmelzen. Die Schlacke wird abgestochen und verworfen."

Dieser bildhafte Vergleich beschreibt sehr anschaulich, um was es bei Stoffwechselschlacken geht: „Man wollte die eliminationspflichtigen Zwischenprodukte und Endprodukte des Stoffwechsels summarisch kennzeichnen. In diesem Sinne sind all die Substanzen zu diskutieren, die beim ständigen Abbau und Umbau in unserem Körper entstehen – beim ständigen ‚Wechsel der Stoffe'."

Tab. 5 Kausalitäten im Säure-Basen-Haushalt.

Faktor	Funktion bzw. funktionelle Einheit
Säureentstehung	• aerob • anaerob • Zitronensäurezyklus
Ausscheidungswege	• Niere • Leber • Lunge • Darm • Haut
Magenfunktionen	• Bildung von Natriumhydrogencarbonat • Bildung von Salzsäure
Ernährung	= Nahrung × Verdauungskraft
Einflüsse von Umwelt und Psyche	mit möglichen Auswirkungen auf alle Organfunktionen

Tab. 5 vermittelt einen Überblick der wichtigsten Zusammenhänge zum Säure-Basen-Haushalt (**Abb. 4**, S. 27).

Einflussfaktoren sind zum einen die Art der Säureentstehung und mögliche lokale Auswirkungen, zum anderen die Kapazität der Ausscheidungswege und ihre möglichen Nebenwirkungen (Haut). Der Magen hat neben der Säurebildung ebenfalls die wichtige Funktion der Bildung des Basenstoffs Natriumhydrogencarbonat. Eine weitere Komponente stellt die Ernährung dar, auch basische Nahrungsmittel können sich bei der Passage durch den Darm völlig verändern. Und schließlich nehmen die Umwelt und Psyche Einfluss, wobei sich Fehlreaktionen des Organismus auf alle vorgenannten Organfunktionen auswirken können.

Bei Pirlet (1989) heißt es weiter:

„Bei der bakteriellen Zersetzung unverdauter Nahrungsstoffe entstehen Phenole, Indole, aromatische und aliphatische Amine, Polyamine wie Kadaverin und Putreszin, Nitrosamine, Formaldehyd aus Methanol, hochmolekulare Alkohole, die sog. Fuselöle, und andere, noch unbekannte Substanzen. Diese Stoffe sind zum großen Teil zytotoxisch, hepatotoxisch, hämatotoxisch, immunotoxisch, neurotoxisch, mutagen, damit karzinogen bzw. kokarzinogen. Sie sind im gesamten Körperraum nachzuweisen und werden nach der Kinetik erster Ordnung (e-Funktion) – etwa wie Medikamente – aus dem Körper eliminiert, die Pharmakologen sagen ‚ausgewaschen'. Sie werden nicht abgelagert. Sie hinterlassen aber nach Maßgabe ihrer Toxizität langanhaltende Schäden an zellulären Strukturen und an biochemischen Funktionssystemen. Hier sind die Vokabeln Vergiftung und Entgiftung, Intoxikation und Detoxikation angebracht, nicht die Worte Verschlackung und Entschlackung. Diätetisch-therapeutische Aufgabe ist es, diese Stoffe erst gar nicht entstehen zu lassen.

[...] Physiologische Stoffwechsel-Zwischenprodukte werden in zu großer Menge gebildet, können nicht weitergeschleust und abgebaut werden, können nicht aus dem Körper eliminiert werden. Einige Beispiele:

a) Bei der Arteriosklerose produzieren die Myozyten der Arterienwand – multipotente Mesenchymzellen – in Muskularis und Intima überreichlich Kollagen, Proteoglykane, saure Mucopolysaccharide. Die Gefäßwandzellen werden von ihren eigenen Stoffwechselprodukten ummauert; die Gefäßwand sintert zu. Perfundierende Lipoproteine und schwerlösliche Calcium-Komplexsalze bleiben hängen. Die Arterienwand ‚verschlackt'.

b) Überreichlich zugeführte Nahrung, insbesondere Nahrungseiweiße tragen dazu bei, daß es zur Einlagerung von Kollagen und Proteoglykanen in die Basalmembran der Kapillaren und in den Interstitialraum kommt. Der Stoffaustausch auf dieser Transitstrecke zwischen Blut und Zelle – der Zustrom von Nährstoffen wie auch der Abstrom von Stoffwechsel-Endprodukten – wird zunehmend erschwert. Das Interstitium ‚verschlackt'.

c) Der Muskel pumpt Stoffwechsel-Endprodukte – nach Maßgabe eines steilen Druckgradienten – durch lange Saftspalten in die Sehnen und Sehnenansätze, in die Bänderhülle der Gelenke, damit auch in die innen aufliegende Synovialis und in die Synovia. Von der Qualität der Gelenkflüssigkeit hängt aber die trophische Versorgung des Gelenkknorpels ab. Am Beginn der Arthrose steht – neben der Fehlbelastung des Gelenkes – die ‚Einschlackung' in den Weichteil-Mantel, in den Nährmantel des Gelenkes.

d) Kohlenhydrate und Fette werden zu Kohlensäure und Wasser abgebaut. Kohlensäure wird abgeatmet; Wasser wird über die Nieren ausgeschieden. Die Endprodukte des Eiweiß-Abbaus dagegen sind toxisch. Die Leber macht die anfallenden Substanzen zum Teil wasserlöslich und damit nierengängig – etwa Ammoniak, das zu Harnstoff verarbeitet wird. Die wichtigsten physiologischen Eiweißabbauprodukte – Stoffe von hoher Toxizität – kennen wir noch gar nicht. Bei Niereninsuffizienz steigt ihr Pegel an; wir sprechen dann von Urämie-Giften. Mit der künstlichen Niere werden sie ausgewaschen. An ihrer Existenz zweifelt niemand. Diskutiert wurden die sog. Mittel-Moleküle mit einem Molekulargewicht von 500–5000 Dalton. Neuerdings sind andere Stoffgruppen im Gespräch. Jedenfalls handelt es sich um Endprodukte des Eiweiß-Stoffwechsels, die auch von jedem Gesunden laufend ausgeschieden werden müssen, die aber bei hoher Konzentration zur Schädigung sämtlicher Organ- und Zellsysteme führen. Die Nephrologen sprechen von Toxinen, von Schlacken.

[...] Alle protoplasmatischen zellulären Strukturen unseres Körpers werden innerhalb weniger Tage abgebaut, ausgetauscht, erneuert. Ein ständiges Streben und Neuwerden, ein ständiges Altern und Regenerieren. Die Endprodukte dieses ‚Wechsels der Stoffe' müssen entgiftet und ausgeschieden werden. Wie zahllose wissenschaftliche Studien und experimentelle Daten gezeigt haben, werden physiologischerweise nur gealterte Proteine, gealterte Zellen, gealterte Individuen diesem Austausch unterzogen – nach Maßgabe der biologischen Halbwertzeit bzw. der mittleren Lebenserwartung.

Dagegen werden kranke Individuen und pathologisch veränderte Zellen und Teilstrukturen schon zu einem früheren Zeitpunkt in diesen Austausch einbezogen. Dieser auslesende Erneuerungsprozeß läuft ununterbrochen in uns ab – in seiner Intensität weitgehend unabhängig von diätetischen Einflußnahmen. Therapeutisch können wir aber die Voraussetzungen für einen qualitativ besseren Neuaufbau schaffen – durch angemessenes Nahrungsangebot und durch optimale Aufschließung im Verdauungstrakt. Im Darm dürfen keine bakteriellen Zersetzungsstoffe gebildet und in den ‚intermediären Stoffwechsel-Raum' eingeschleust werden."

Pirlet leitet daraus die zwingende Notwendigkeit ab, den Patienten nicht nur symptomatisch mit dem Verschreiben von Rezepten zu behandeln, sondern diesen mit bildhaften und einfachen Erläuterungen über das Geschehen in seinem Körper aufzuklären. Dabei sind eine übermäßig mit lateinischen Fachbegriffen angereicherte Ausdrucksweise und weitreichende Erörterungen der pathogenetischen Hintergründe wenig hilfreich. Vielmehr sollte der Therapeut dazu befähigt sein, Ratschläge und Empfehlungen, der Erfahrungswelt des Patienten angelehnt, in schlichter und knapper Form darzustellen, um diesem richtige und falsche Handlungsweisen zu verdeutlichen. „Der Patient muß sich ‚ein Bild machen können' – von dem, was nun zu tun ist."

Vorrangiges Ziel einer Therapie muss es sein, der Vergiftung des Darms nachhaltig entgegenzuwirken, eine weitere Verschlackung der Geweberäume, Gefäßwände sowie des Muskel- und Sehnenapparats zu vermeiden und die Entschlackung, d. h. das Ausschleusen der Stoffwechselprodukte aus den Körpergeweben und Organen, zu unterstützen. Grundlegende Basis dafür ist eine angemessene Anleitung der Patienten zur Ernährungsumstellung und -gestaltung.

2.6 Lunge als Regulator

Nach der folgenden Formel wird die Salzsäure mit Bicarbonat gepuffert, dabei wird mit jedem sauren Ion, das auf diese Weise den Körper verlässt, zugleich ein pufferndes Basenmolekül verbraucht:

$$NaHCO_3 + HCl = NaCl + CO_2 + H_2O$$

Unter forcierter Atmung bleibt der pH-Wert somit zwar relativ konstant, die Pufferkapazität wird jedoch rapide absinken. Dies wird vor allem beim Sportler wichtig, da mit dem Absinken der Pufferkapazität schließlich auch die Fähigkeit erlahmt, die lokale Milchsäureazidose auszugleichen.

2.7 Leber als biochemisches Zentrum

Das Organ Leber wurde bereits den basophilen Organen (Leber, Gallenblase, Pankreas, Brunner'sche Drüsen des Dünndarms) zugeordnet (s. S. 10).

Häussinger, Steeb und Gerok (1990) berichteten in ihrer Arbeit *Ammonium und Bicarbonat – Homöostase bei chronischen Lebererkrankungen*, dass neben den klassischen Organen der Säure-Basen-Regulation, Lunge und Niere, auch die Leber ein wichtiges Organ der systemischen **pH-Regulation** darstellt. Die Harnstoffsynthese ist ein Prozess, bei dem Bicarbonat verbraucht wird und der ebenfalls der Rückkopplung durch den Säure-Basen-Haushalt unterliegt. Die renale Ammoniakproduktion und ihre direkte Bicarbonatproduktion kann als eine pH-kontrollierte Gegenregulation zur Ammonium-Homöostase angesehen werden.

Bei einer Patientengruppe mit normaler Nierenfunktion, aber noch gut kompensierter Leberfunktion fanden die Autoren heraus, dass es mit Abnahme der Kapazität des Harnstoffzyklus zu einer Zunahme des Bicarbonatspiegels im Plasma und einer zunehmenden NH_4^+-Ausscheidung im Urin kommt. Die Autoren folgern daraus, dass die Leber eine Rolle im Säure-Basen-Haushalt erfüllt. Eine Erhöhung des Bicarbonatspiegels im Serum ergibt sich aus einem **verminderten hepatischen Bicarbonatverbrauch**, wenn die Kapazität des Harnstoffzyklus erniedrigt ist. Die Ammoniak-Homöostase wird dann durch die Niere über eine erhöhte NH_4^+-Ausscheidung im Urin erhalten, obwohl pH-mäßig eine Alkalose vorliegt.

Zander (1995 a) bezeichnet die Leber als das „vergessene Organ im Säure-Basen-Haushalt". Er stellte fest, dass die Disziplinen Physiologie, physiologische sowie klinische Chemie die Leber als Ausscheidungsorgan vernachlässigt hatten. Nach seiner Meinung avanciert die Leber möglicherweise zu einem der wichtigsten Eliminationsorgane für diverse Stoffwechselprodukte.

2.7.1 Metabolismus der Leber

In einer weiteren Arbeit kommt Zander (1995 b) zu den Schlussfolgerungen: „Bei der Regulation des Säure-Basen-Haushaltes kommt dem Leber-Metabolismus neben Lunge und Niere eine entscheidende Funktion zu. Insbesondere die sehr schnelle Elimination von Wasserstoff-Ionen über den Abbau organischer Säuren, z. B. den Milchsäure-Metabolismus (Oxidation oder Glukoneogenese), ist von klinischer Relevanz. Der Abbau der metabolisierbaren Basen wie Azetat, Laktat, Malat und Citrat kann zu einer Alkalose führen. Nach der Therapie einer Laktatazidose tritt daher sehr häufig eine Rebound-Alkalose auf. Der Metabolismus von Protein hingegen führt je nach Art der oxidierten Aminosäure meist zu einer Freisetzung von Wasserstoff-Ionen, während die Harnstoffsynthese bezüglich des Säure-Basen-Haushaltes neutral abläuft. Dies gilt es bei jeder enteralen oder parenteralen Ernährung zu berücksichtigen."

Nöldge-Schomburg und Mitarbeiter (1995) beschreiben in ihrer Arbeit, dass die Leber sowohl unter physiologischen Bedingungen als auch während pathologischer Endotoxinämie in der Lage ist, etwa äquimolare Mengen fixer H^+-Ionen und Laktationen zu verbrauchen und somit als Milchsäure zu metabolisieren. Die etwa äquimolaren Mengen daraufhin freigesetzter Bicarbonationen werden dem Organismus zur Verfügung gestellt. Die Tatsache, dass die Leber nur im intrahepatischen Portalkreislauf zusätzlich Kohlendioxid verbrauchen kann, belegt, dass die „traditionelle" Hypothese der Harnstoffsynthese aus Ammoniak und Kohlendioxid weiterhin Gültigkeit hat.

2.7.2 Entgiftung über die Leber

Für die Praxis heißt dies: Bei der **Stickstoffentgiftung** werden unter normalen Bedingungen zwei Moleküle Ammoniak und ein Molekül Bicarbonat zu Harnstoff verbunden, der weder Säure noch Base ist und den pH-Wert nicht beeinflusst. Bei Bestehen eines Defizits an Bicarbonat stellt die Leber auf ein anderes Entgiftungssystem um. Ammoniak wird gekoppelt mit einer Ketosäure, gelangt über das Blut zur Niere, wird dort wieder abgespalten und als Ammoniak ausgeschieden. So kann die Leber pH-abhängig entweder Bicarbonat verbrauchen oder einsparen. Deshalb besteht der entscheidende Vorteil der Leber darin, dass das Organ pH-abhängig respiratorische Protonen entweder unter Aufwendung oder unter Einsparung von Pufferbasen entsorgen kann.

Besonders wichtig in der Leber ist der **Umsatz organischer Säuren**. Für jedes Milchsäuremolekül, das im anaeroben Stoffwechsel entsteht, wird wieder ein Molekül Bicarbonat gebildet, das den Blutpuffer auffüllt. Auch die mit basischen Mineralien aufgenommenen Salze organischer Säuren wirken erst dann basisch, wenn sie in der Leber verstoffwechselt wurden.

Merke

Die Leber ist fähig, pro Tag ca. 10 000–24 000 mmol Protonen zu entgiften. Da die Nieren eine tägliche H^+-Ionen-Elimination von 50–100 mmol zu leisten vermögen, entspricht die stündliche Entgiftungsleistung der Leber in etwa der Entgiftungsleistung der Nieren an einem ganzen Tag.

2.8 Notventile der Entsäuerung

Der Mensch ist evolutionsbiologisch hervorragend ausgestattet, sein biochemisches Innenleben im Gleichklang halten zu können. Es kommt immer auf die Belastung des Körpers durch Überernährung, die Aufnahme von Toxinen und mangelnde Ausscheidungskraft an, ob dieses feine Waagensystem gehalten werden kann. Wenn nicht, so kann der Körper auf entlastende Notventile zurückgreifen.

Die **Monatsblutungen** der Frau sind ein Selbstreinigungsvorgang der Gebärmutter. Bei mangelnder anderweitiger Entgiftung werden auch dabei Toxine ausgeschieden, Verklumpungen können darauf hinweisen. Das prämenstruelle Syndrom ist hierbei das entsprechende Krankheitsbild: Mit dem Einsetzen der Menstruation, und damit der Entgiftung, lässt auch das Krankheitsbild von Migräne, Unwohlsein und Gereiztheit wieder nach. Der Fluor vaginalis spielt als Notventil eine Rolle. Vor allem dann, wenn bewährte Standardtherapien versagen und der Fluor rezidivierend auftritt.

Beim Mann können über die **Samenflüssigkeit** Toxine ausgeschieden werden, die bei der Partnerin wieder zu Krankheitserscheinungen führen können.

Hämorrhoiden, die leicht zur Blutung neigen, können als Notventil wirken, um ein Blutfülle abzuleiten.

Säurevalenzen können ebenfalls über die **Talg- und Tränendrüsen** (mit brennender Flüssigkeit) abgeleitet werden.

Tab. 6 zeigt den Einfluss des Stoffwechsels auf verschiedene Funktionen des menschlichen Organismus. Besonders deutlich wird hier der häufig negative Effekt auf den gesunden wie auch kranken Menschen, den eine saure Stoffwechselsituation mit sich bringt.

Tab. 6 Wechselwirkungen im Säure-Basen-Haushalt.

	saurer Stoffwechsel	basischer Stoffwechsel
vegetative Nerven	Sympathikus erregt	Parasympathikus erregt
Temperatur	Fieberanstieg	Fieberabfall
Blutdruck	erhöht	gesenkt
Blutzucker	erhöht	gesenkt
Stoffwechsel	Anstieg	Abfall
Schlaf	Wachsein	Müdigkeit
Entzündung	erhöht	vermindert
Lymphgewebe	vermehrt	vermindert
Strahlenempfindlichkeit	erhöht	vermindert
Leistungsfähigkeit	rasche Ermüdung	große Ausdauer
Stimmung	oft gedrückt	oft gehoben
Gefäße	verengt	geweitet
Histamin (= Allergiebereitschaft)	aktiv	gebunden

3 Messverfahren

Der Säure-Basen-Haushalt kann durch Messungen des pH-Werts im Blut nach Jörgensen (1985) und im Urin nach Sander (1999) beurteilt werden. Im Folgenden werden beide Verfahren sowie notwendige Modifikationen vorgestellt.

Die Messung nach Jörgensen war durch die wichtige Standardisierung der Messtemperatur (s. u.) und durch die Einbeziehung des Hämatokritwerts durch van Limburg Stirum (1997) weiterentwickelt worden. Um eine Versachlichung dieses so wichtigen Testverfahrens und auch um eine gemeinsame Diskussionsgrundlage für die Labormedizin zu erreichen, wird diese Messung zukünftig als die venöse Blut-Titration bezeichnet.

3.1 Die venöse Blut-Titration

Mit der venösen Blut-Titration können die in **Tab. 7** aufgeführten Werte erfasst werden. Anschließend wird die mögliche Aussagekraft der einzelnen Parameter kurz erläutert.

Tab. 7 Messwerte der venösen Blut-Titration.

Parameter	Abkürzung	Normalwert
pH-Wert des Bluts	pHB	7,35–7,50
Pufferkapazität Blut	PB	47–56 mmol/l
Pufferkapazität Plasma	PPL	27–36 mmol/l
Intrazellulärpuffer	IZP	> 20 mmol/l
Basenüberschuss*	BE	–2 bis +2

* Die Idealgrenze bei dieser Messmethode liegt bei 28 mmol/l, somit wird der Basenüberschuss aus der Differenz 28 mmol/l – PPL errechnet.

pH-Wert des Bluts (pHB)

Der Wert des Vollbluts soll im Normbereich zwischen 7,35 und 7,50 liegen. Dieser Wert kann jedoch starken Schwankungen unterliegen, z. B. nach dem Essen oder nach Anstrengungen. Die Konstanthaltung geschieht zulasten anderer Mechanismen. Der pH-Wert des Bluts allein lässt keine Aussage über eine Gewebeazidität zu. Der pH-Wert des Plasmas ist bedeutungslos, er spielt nur eine Rolle innerhalb der Messreihe.

Pufferkapazität Blut (PB)

Der Normbereich liegt zwischen 47–56 mmol/l. Diese Werte werden selten erreicht, was für eine Säurebelastung des Organismus spricht. Diese ist primär entscheidend zur Aufrechterhaltung des Blut-pH-Werts und die erste Pufferstation der ins Blut gelangenden sauren Valenzen. Es besteht ein direkter Zusammenhang zum **Hämoglobin**, da der Hämoglobinatpuffer 35 % des Blutpuffersystems ausmacht. Zur Beurteilung der gemessenen Werte ist deshalb auch der Hämoglobingehalt zu messen und zu berücksichtigen. Aus dem Hämoglobinwert ist kein Rückschluss auf die Pufferkapazität zulässig. Bei einer Polyglobulie bestehen zwar meist hohe Pufferreserven im Blut, ein Absinken weist aber auf eine bedrohliche Säurebelastung hin.

Pufferkapazität Plasma (PPL)

Der Normbereich liegt zwischen 27–36 mmol/l. Auch diese Werte werden heute sehr selten erreicht. Das Absinken der Normalwerte weist ebenfalls auf einen großen Basenmangel hin. Sie ist messtechnisch wichtig, weil sie eine Aussage über den IZP ermöglicht.

Intrazellulärpuffer (IZP)

Der Normbereich soll > 20 mmol/l sein. Der IZP wird berechnet aus der Differenz zwischen PB und PPL. Er ermöglicht einen Rückschluss auf den Säurezustand der Gewebe. Hingewiesen wird auf den Korrekturwert unter Einbeziehung des Hämatokritwerts (s. S. 40).

Basenüberschuss (BE)

Der BE (Base-Excess) gibt den freien Überschuss an Basen an. Die Idealgrenze bei dieser Messmethode liegt bei 28 mmol/l. Der BE wird errechnet mit der Formel: 28 mmol/l - PPL. Analog der PPL ist ein Normalwert oder ein positiver Wert nur äußerst selten zu finden.

3.1.1 Intrazelluläre Azidose

Eine Sonderform der Azidosen stellt die intrazelluläre Azidose dar. Aufgrund der besonderen Bedeutung muss ausführlich auf sie eingegangen werden.

Es wird unterschieden zwischen der Blut- und der Gewebeübersäuerung. Das Blut selbst stellt mit den Blutkörperchen ein Gewebe dar. Die Unterscheidungsgrenze ist die Zellmembran. Es muss somit zwischen der Intra- und Extrazellulärazidose unterschieden werden.

Durch das Messverfahren nach Jörgensen (1985) lässt sich der Wert der **Intrazellulärazidität** leicht darstellen, und zwar durch die Differenz zwischen Vollblut- und Plasmapufferkapazität, wobei die Differenz die Summe der ausgeschiedenen Erythrozyten darstellt. Jörgensen (1989) schreibt zur Bedeutung der Intrazellulärazidität:

„Eine intrazelluläre Übersäuerung ist das Schlimmste, was uns passieren kann. Die sauren Valenzen, die sich in der Zelle versteckt halten, entgehen nicht nur der Meßsonde des Arztes, sie werden auch von der Niere nicht erkannt und mithin nicht ausgeschieden. Dieses Versteckspiel hat zu Irrtümern, Rätselraten und Mißverständnissen ohne Ende geführt. Ist denn nun beim Krebs das Blut sauer oder alkalisch, und wie ist es beim Kaliummangel? Und ist der böse Feind nun die Säure oder die Base?

Wenn man sich vor Augen hält, daß bisherige pH-Messungen immer nur den Extrazellulärraum erfaßten, wird die Antwort einfach. Die ins Blut getauchte Meßsonde bleibt ja im Plasma, sie dringt nicht in die Zelle ein. Wandern also, z. B. bedingt durch einen Kaliummangel, die H^+-Ionen vom Plasma in die Zelle, dann ergibt eine Plasmamessung einen Trend zur Alkalose, obwohl doch das Innere der Zelle übersäuert ist. Daher rühren die unterschiedlichen Thesen bei der Krebsfrage und beim Kaliummangel.

Es ist ganz klar und inzwischen auch unstrittig belegt: Die intrazelluläre Übersäuerung ist das Übel. Und wenn man sich vor Augen hält, wie pH-abhängig alle enzymatisch gesteuerten Stoffwechselreaktionen sind, dann ist die Brücke zu den Warburgschen und Seegerschen Erkenntnissen geschlagen. Wir haben noch nicht den Hauch einer Vorstellung, wie viele chronische Krankheiten möglicherweise hier ihren Ausgang nehmen.

Als gesichert kann die These von Kern angesehen werden, daß übersäuerte Zellen strukturstarr werden. Das bedeutet, daß so erstarrte Erythrozyten in ihrer Beweglichkeit beeinträchtigt sind. Die Fließfähigkeit des Bluts wird schlechter, Durchblutungsstörungen verschlimmern sich, es kommt infolge anaerober Energieerzeugung zur Verstärkung der lokalen Azidose, die Zellstarre nimmt weiter zu – ein Teufelskreis, der im Infarkt enden kann.

Die Niere läßt sich genauso leicht übertölpeln, wie die Meßsonde des Arztes. Auch sie erkennt die intrazellulär verborgenen H^+-Ionen nicht und scheidet sie auch nicht aus. Selbst extrazelluläre Säure kann der Niere Probleme bereiten, dann nämlich, wenn diese nicht hinreichend über das Ferment Carboanhydrase verfügt. Die Carboanhydrase ist notwendig, damit die Niere H^+-Ionen aus der H_2CO_3-Verbindung herauslösen und eliminieren kann. Die Carboanhydrase ist ein zinkhaltiges Ferment, und es kommt immer dann zu Störungen, wenn Zink im Blut fehlt oder wenn die Carboanhydrase durch bestimmte Diuretika gehemmt wird.“

Unser ständiges Bemühen muss also darauf ausgerichtet sein, soweit wie möglich das Normalstadium zu erreichen. Auch wenn es nicht mehr möglich sein wird, die Säurespeicher vollständig zu entleeren, so sollte doch der Versuch unternommen werden, im fließenden Blut ständig das Säure-Basen-Gleichgewicht einigermaßen zu halten.

3.1.2 Intrazelluläre Basenpufferkapazität unter Einbeziehung des Hämatokritwerts

Bei relativ hohen Hämatokritwerten hat sich in der Vergangenheit gezeigt, dass scheinbar völlig normale Messwerte bestimmt wurden, obwohl klinisch eindeutige Zeichen und Beschwerden für eine Übersäuerung vorlagen. Hier haben die Überlegungen der Autoren van Limburg Stirum und van Appeldorn (1997) eine entscheidende Bereicherung gebracht. Sie gingen von der Überlegung aus, dass bei der normalen Berechnung die Vollblutprobe nicht 1 ml Serumanteil enthält, sondern lediglich einen Serokritanteil. Dieser beträgt (100 – Hämatokrit) %. Die vereinfachte Formel für die Berechnung des IZP-neu 100 % Hämatokrit (HK) lautet:

$$\text{IZP-neu} = \text{PPL} + (\text{IZP}/\text{HK} \times 100)$$

Durch diese Neuberechnung können die Ergebnisse **standardisiert**, die Befunde zuverlässiger verglichen und die Verläufe besser kontrolliert werden. Die Autoren van Limburg Stirum und van Appeldorn (1997) bemerken:

„In erster Linie geht es um die therapeutischen Konsequenzen für den Patienten. Jemand, der nach der alten Berechnung einen tiefen IZP bei hohem Hämatokrit aufweist, verlangt eine andere Behandlung als bei einem niedrigen Hämatokrit. Aus der Korrelation der Kalium- und Calciumwerte zum IZPneu geht eindeutig die Notwendigkeit einer Kaliumsubstitution bei einer intrazellulären Azidose hervor (neben der Basentherapie). Bei einem normalen IZPneu mit tiefem Plasmapuffer genügt dagegen wahrscheinlich die alleinige Basen-Verabreichung.

Diese Empfehlungen dürfen selbstverständlich nicht schematisch eingesetzt werden, sondern stellen lediglich ein grobes Raster im Rahmen der individuellen Beurteilung dar. Zudem können die Werte meßtechnisch kleinen Abweichungen unterliegen."

In **Tab. 8** wird die praktische Vorgehensweise anhand des rechnerisch ermittelten IZP-neu und der gemessenen PPL vorgestellt.

Tab. 8 Darstellung des Therapiebedarfs anhand der ermittelten Messgrößen.

IZP-neu in mmol/l	Therapie
> 80	keine Therapie
78–80	basische Ernährung
72–78	Basenmittel, Kalium p. o.
< 72	Baseninfusion mit Kalium
PPL in mmol/l	–
> 28	keine Therapie
26–28	basische Ernährung
22–26	Basenmittel, Kalium p. o.
< 22	Baseninfusion

Mit dieser Erweiterung der Methode nach Jörgensen (1985) ist die Fehlerquelle eines hohen Hämatokritwerts ausgeräumt und hat sich in der Praxis bewährt. So ist eine wesentlich genauere Aussage- und Therapiemöglichkeit gegeben.

3.1.3 Messtechnik

Erforderlich sind 5–10 ml Venenblut, möglichst nüchtern, ohne vorangegangene körperliche Anstrengung und ohne große Stauung in ein Heparinatröhrchen entnommen. 1 ml des Bluts wird zur Messung in ein spitzes Zentrifugenglas gegeben, der Rest zur Plasmagewinnung zentrifugiert. Mit einem **pH-Meter** und einer Halbmikro-Einstab-Glaselektrode ist sofort der aktuelle pH-Wert des Vollbluts zu messen (Jörgensen 1985). Danach gibt man mit einer Mikroliterpipette fünf- bis sechsmal nacheinander 0,1 ml der Titrierlösung (0,1 n HCl) hinzu. Die nach jeder Zugabe gemessenen pH-Werte trägt man in ein **Nomogramm** (**Abb. 6**) auf. Am Schnittpunkt der darauf entstehenden Messkurve mit der Abszisse bei pH 6,1 lässt sich die Pufferkapazität in mmol/l ablesen.

Unter Berücksichtigung des Abzugs für die ursprünglich vorhandenen Säurevalenzen und des Zuschlags für desoxygeniertes Hämoglobin ergibt sich der schon erwähnte Normalwert für die Pufferkapazität des Bluts (s. S. 38).

Die gleiche Messreihe wird mit 1 ml Plasma wiederholt. Der Ausgangs-pH-Wert ist ohne Bedeutung, weil zwischenzeitlich erhebliche Kohlendioxidmengen entwichen sind.

Der Unterschied zwischen Vollblut und Plasma sollte nicht weniger als 20 mmol/l betragen. Ein Vergleich dieser beiden Werte lässt bei hoher Plasma- und niedriger Vollblutkapazität eine vorwiegend intrazellulär verlaufende Azidose erkennen, wie sie bei Kaliummangel auftritt. Da bei diesem Verfahren stellvertretend für den gesamten Intrazellulärraum die Erythrozyten gemessen werden, kann ein Hämoglobinmangel ein ähnliches Bild ergeben, was sich durch eine **Hämoglobinbestimmung** schnell abklären lässt.

Abb. 7 zeigt den Einfluss primär respiratorischer oder metabolischer Störungen auf die Lage des Koordinatenpunkts und macht zugleich deutlich, dass die sogenannte „Kompensation" lediglich den pH-Wert im Normbereich hält, dies jedoch unter Verschlechterung der Pufferbasensituation. Die Abatmung von H^+-Ionen nach der Formel:

$$H^+ + HCO_3^- \longleftrightarrow H_2CO_3 \longleftrightarrow CO_2 + H_2O$$

eliminiert nicht nur ein H^+-Ion, sondern nimmt jedes Mal ein Bicarbonatmolekül mit und vergrößert so den Pufferbasenmangel. Die respiratorische Alkalose zeigt dementsprechend das paradoxe Bild einer Alkalose mit Basenmangel, die respiratorische Azidose einen Basenüberschuss. Darum stellen pH-Messungen ohne die gleichzeitige Bestimmung der Basensituation keine gesicherte diagnostische Behandlungsgrundlage dar.

Im Praxisalltag wurden bei den Messungen fast ausschließlich metabolische Azidosen aufgedeckt. Nur in ganz wenigen Fällen lag ein erhöhter pH-Wert (laut Definition: eine Alkalose) vor, allerdings mit erniedrigten oder normalen Pufferkapazitäten. Nur Patienten mit entsprechender Basenernährung und gleichzeitiger Basenzufuhr hatten an die rechnerische Norm heranreichende Pufferkapazitäten und befanden sich in einer metabolischen Alkalose.

Der Zeitbedarf für eine Untersuchungsreihe beträgt etwa zehn Minuten.

Name *Frau ...* | Dat. *20. 02. 08*

Ausgangs-wert	Titration —1—	Titr. —2—	Titr. —3—	Titr. —4—	Titr. —5—	Titr. —6—	Titr. —7—	Titr. —8—	Puffer-kapazität	Mat.
7,40	7,15	6,91	6,67	6,43	6,13	5,81			51	Voll-blut
7,48	6,98	6,56	6,13	5,71					31	Plas-ma

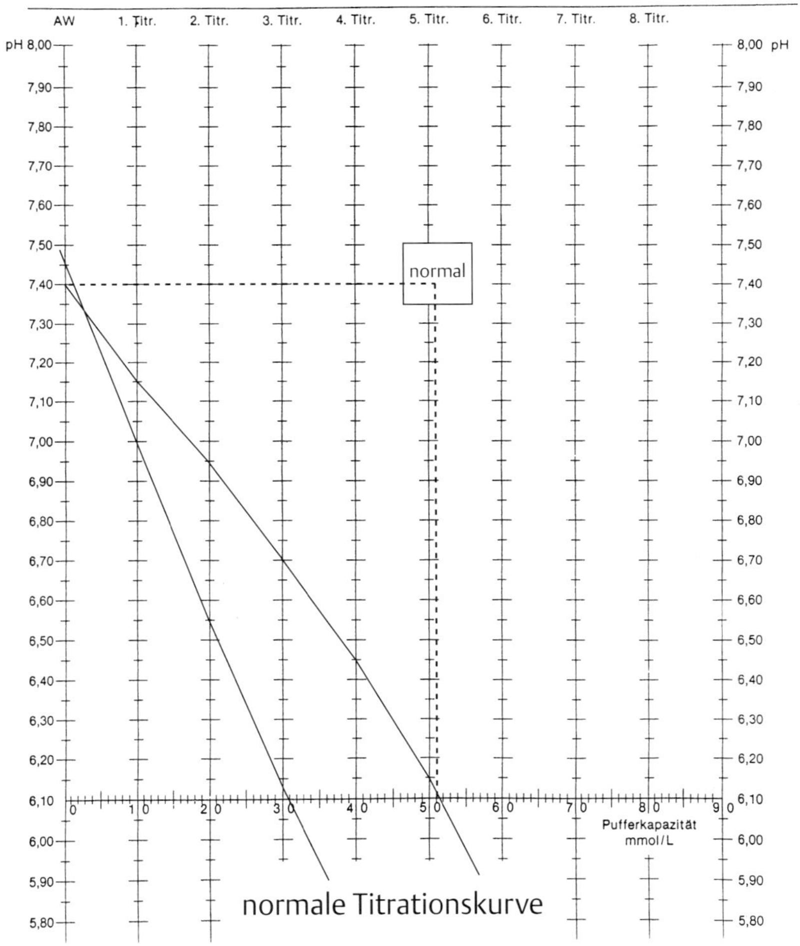

Abb. 6 Titrationskurve der venösen Blut-Titration.

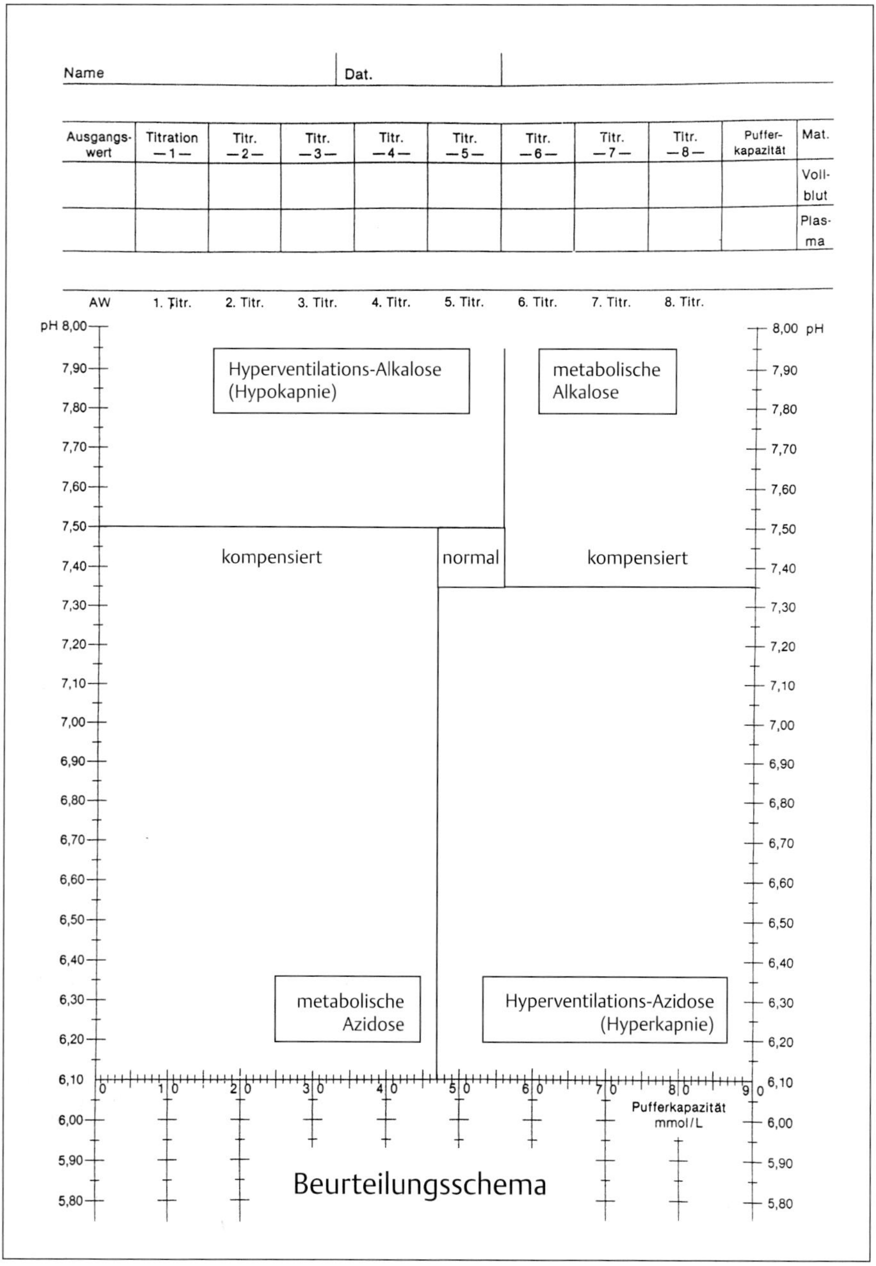

Abb. 7 Beurteilungsschema der venösen Blut-Titration.

Technischer Bedarf

- pH-Meter mit Einstab-Glaselektrode
- Mikroliterpipetten
- Thermoblock oder Wasserbad
- Spitzgläser
- Reagenzglasständer
- Titrierlösung
- Ammoniumheparinatröhrchen
- Zentrifuge

Abb. 8 veranschaulicht alle benötigten Arbeitsgeräte bei der Probenmessung. Van Limburg Stirum hat eine Software entwickelt, mit der nach Eingabe der Messdaten die fertige Analyse in Papierform ausgedruckt werden kann. Das Druckbild entspricht dabei dem originalen Messblatt, wobei zusätzlich Therapieempfehlungen angegeben werden. Wie in **Abb. 6** (s. S. 43) ersichtlich, bilden die Messpunkte eine Gerade. Ihr gerader Verlauf stellt erfahrungsgemäß ein Qualitätsmerkmal dar, da dann eine exakte Mess-Serie erfolgt ist.

Maßgeblich für die Korrektheit der ermittelten Daten ist die regelmäßige Pflege und Säuberung der Glaselektrode, da sich sonst verfälschte Messwerte ergeben. Wichtig ist der Hinweis, dass sich die Mess-Sonde erschöpfen kann. Meist bemerkbar daran, dass die pH-Werte über 7,5 ansteigen (ohne dass eine klinische Symptomatik vorliegt und die Messungen vorher alle relativ konstant waren). Abhilfe kann eine erneute Säuberung mit der Reinigungslösung (die im Mess-Set enthalten ist) oder die Erneuerung der Sonde bieten.

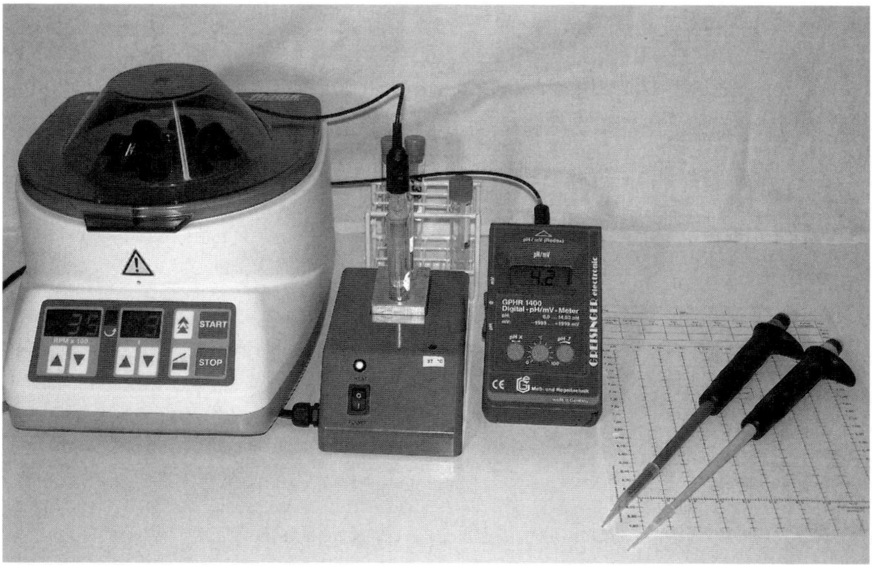

Abb. 8 Arbeitsplatz für die Messung der venösen Blut-Titration. Von links nach rechts: Zentrifuge, Thermoblock, Zentrifugenröhrchen, pH-Messgerät, Mikroliterpipetten, Datenblatt.

Die Messung sollte bei einer **Temperatur von 37 °C** (= Körpertemperatur) im Thermoblock (oder Wasserbad) durchgeführt werden. Dadurch ist die Messmethode ähnlich standardisiert wie z. B. Messungen der Transaminasen. Sobald bei Zimmertemperatur gemessen wird, selbst bei sehr rascher Messung nach der Blutentnahme, kommt es zu Verschiebungen der Messwerte und dadurch zu erheblichen Ungenauigkeiten. Eine Vergleichbarkeit von Mess-Serien eines Patienten ist damit nicht möglich, wie eigene Vergleichsstudien gezeigt haben.

Weitere Fehlerquellen ergeben sich durch eine nicht vollständig erfolgte Vermischung der Titrierlösung mit dem Blut oder Plasma, Reste am Zentrifugenglas oder ein zu frühes Ablesen, bevor sich der pH-Wert eingependelt hat.

3.2 Säure-Basen-Messung im Urin nach Sander

Sander (1999) hat in seinem 1953 zuerst veröffentlichten Buch *Der Säure-Basen-Haushalt des menschlichen Organismus* eine Urinmessmethode vorgestellt, die in den letzten Jahren nur noch von wenigen Untersuchungsstellen angeboten wurde und deshalb fast vergessen war. Durch eine moderne Standardisierung kann diese seit 1995 wieder routinemäßig eingesetzt und als zweite Möglichkeit der Diagnostik des Säure-Basen-Haushalts in der Praxis genutzt werden (Labor Dr. Bayer).

An einem Testtag sammelt der Patient fünf **Harnproben** um 6.00, 9.00, 12.00, 15.00 und 18.00 Uhr. Die Mahlzeiten sollten jeweils nach der Urinabnahme um 6.00, 12.00 und 18.00 Uhr eingenommen werden. Diese Urinproben kommen in ein mit einem Stabilisator versetztes Versandröhrchen und werden mit einem Einsendeformular, in dem auch Ernährungsgewohnheiten erfasst werden können, an das Labor gesandt.

Dort erfolgt neben der Messung der **pH-Werte** eine Bestimmung der **Pufferkapazitäten** der Harnproben. Das Ergebnis dieser Sander'schen Urinuntersuchung ist in der **Abb. 9** zu sehen. Die Kurve A ist die eines Gesunden, B zeigt die Kurve eines hochgradig Übersäuerten und C die Kurve eines in der ebenfalls ungünstigen Basenstarre befindlichen Patienten, wobei letztere eigentlich nur unter hochdosierter Baseneinnahme zu beobachten ist.

Die Kurve beim Gesunden ist folgendermaßen zu deuten: Im Morgenurin um 6.00 Uhr werden die normalen im Stoffwechsel angefallenen (sauren) Stoffwechselschlacken der Nacht ausgeschieden. Beim Gesunden gibt es etwa zwei bis drei Stunden nach jeder Mahlzeit zur Einleitung der normalen Verdauung eine sogenannte Basenflut im Organismus. Diese Tatsache ist im Urin, der um 9.00 Uhr entnommen wurde, zu beobachten.

Die später wieder im Gesamtstoffwechsel des Körpers anfallenden Säuren scheidet der Körper mit dem Mittagessen aus. Um 15.00 Uhr geschieht das Gleiche wie etwa um 9.00 Uhr, d. h. die durch das Mittagessen erzeugte Basenflut kommt normalerweise im Harn zum Ausdruck, und abends um 18.00 Uhr ist wieder der normale Säure-Überschuss vorhanden, der durch Stoffwechselprozesse entsteht.

Bei Patienten, deren Säure-Basen-Haushalt nicht in Ordnung ist, fehlt nun, wie die Kurven B und C zeigen, die Ausgleichsfähigkeit des Organismus, wobei der rhyth-

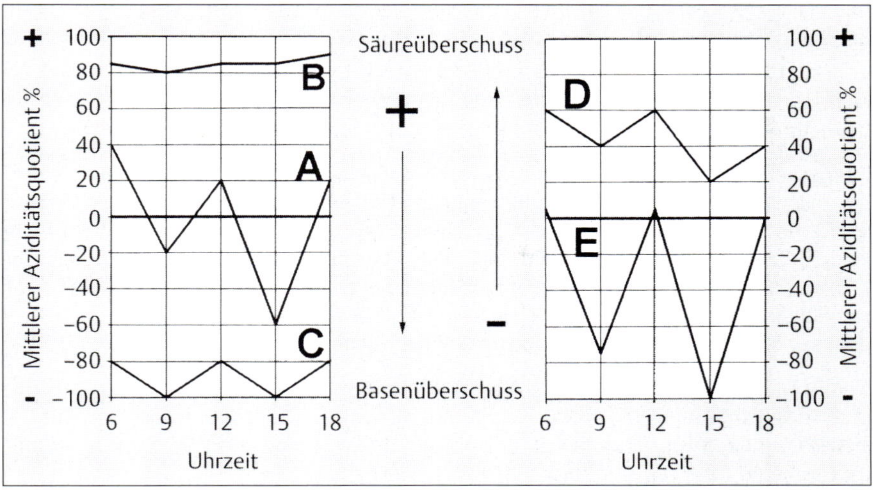

Abb. 9 Urinmessung nach Sander: A Normalstadium, B sehr schwere Übersäuerung, C schwere Alkalose, D mittelschwere Übersäuerung, E leichte Alkalose.

mische Wechsel der Säure-Basen-Fluten kaum mehr angedeutet ist. Durch eine richtige Behandlung, vor allem durch die Umstellung der Ernährung, kann die normale Ausgleichsfähigkeit wiederhergestellt werden.

3.2.1 Mittlerer Aziditätsquotient als globaler Richtwert

Die Kurven lassen sich durch einen errechenbaren Mittelwert, den sogenannten mittleren Aziditätsquotienten, charakterisieren, wie in **Tab. 9** dargestellt. Die Angabe einer Toleranzbreite zeigt an, dass der Gesamtdurchschnitt von fünf Proben etwas in den sauren bzw. basischen Bereich verschoben sein kann.

Tab. 9 Bewertung des Säure-Basen-Haushalts anhand des mittleren Aziditätsquotienten.

Stadium	Toleranz in %
normal	–10 bis +10
leichte Übersäuerung	+10 bis +30
mittelschwere Übersäuerung	+30 bis +50
schwere Übersäuerung	+50 bis +70
sehr schwere Übersäuerung	+70 bis +100
leichte Alkalose	–10 bis –60
schwere Alkalose	–60 bis –100

Bei der überwiegenden Zahl der Patienten ist die Kurve in Richtung „zu sauer“ gestört und außerdem in der Regulation blockiert, d. h. eine wellenförmige Bewegung der Säure-Basen-Fluten ist nicht möglich. Dies ist ein deutlicher Hinweis für eine latente bis manifeste Azidose, die nicht selten die alleinige Krankheitsursache bzw. die Begleiterscheinung vieler Krankheiten sein kann.

Inzwischen liegen ca. 17 000 Urinmessungen nach Sander vor. Der Durchschnittswert des mittleren Aziditätsquotienten beträgt ca. 44 %. Dieser Wert entspricht einer mittelschweren Übersäuerung. Der Durchschnittswert des IZP aus den Säure-Basen-Messungen nach Jörgensen (s. S. 38) lag im Jahr 2000 bei 19,9, sank aber im Jahr 2006 auf 18,0. Der IZP-neu (s. S. 41) lag in den beiden letzten Jahren bei ca. 69 (Normalwert: 80). Somit zeigt sowohl die Messmethode nach Jörgensen als auch die nach Sander eine deutliche Tendenz zur Säurezunahme. Dies entspricht auch den klinischen Beobachtungen.

Die **Abb. 10** zeigt die typischen positiven Veränderungen des Sander-Tests nach einer Basentherapie. Der mittlere Aziditätsquotient verbesserte sich von 56 auf 34. Der Kurvenverlauf im linken Teil der Abbildung zeigt eine relative Starre, die dann im Laufe des Tages zu einer basischen Ausscheidung tendiert.

AQ-Zahlen und pH-Werte

	AQ-Werte	pH-Werte
1. Harn:	69	5,3
2. Harn:	49	5,9
3. Harn:	59	5,2
4. Harn:	51	5,7
5. Harn:	61	5,5

AQ-Zahlen und pH-Werte

	AQ-Werte	pH-Werte
1. Harn:	65	5,4
2. Harn:	35	6,3
3. Harn:	38	5,8
4. Harn:	24	6,6
5. Harn:	11	7,1

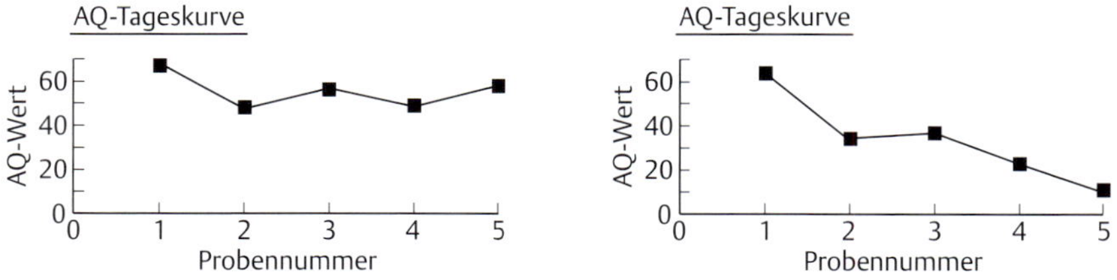

Mittlerer Aziditätsquotient: 56 %

Mittlerer Aziditätsquotient: 34 %

Abb. 10 Säure-Basen-Titration nach Sander vor (links) und nach (rechts) einer Basentherapie (AQ = Aziditätsquotient).

4 Klinische Beispiele der chronischen Azidose

Quer durch die Allgemeinmedizin sollen anhand von Patientenbeispielen die Auswirkungen der Azidose auf verschiedene Erkrankungen erläutert werden. Die sogenannten Normalwerte der Vollblut- und der Plasmapufferung (**Tab. 7**, S. 38) ließen sich bei der Zahl von rund 17 000 Messungen nach Jörgensen (1985) nur selten finden.

Es fanden sich bei den Untersuchungen nicht immer hochpathologische Werte, obwohl nach der klinischen Untersuchung und den Kennzeichen der Humoraldiagnostik Säurezeichen deutlich zu erkennen waren. Hier zeigt sich neben der großen Variationsbreite der Pufferreserven, dass das Transportsystem Blut ständigen Veränderungen unterliegt. Finden sich deutlich pathologische Werte, so sprechen diese für eine subklinische oder bereits vorhandene Krankheit.

Bei den Messungen lag der BE (s. S. 39) häufig im negativen Bereich von –4 bis –10. Dies ist üblich. Bei der überwiegenden Anzahl der klinischen Beispiele liegt außerdem eine intrazelluläre Azidose vor, die als weitaus gravierender zu bewerten ist. Oft sind in den Beispielen natürlich Verknüpfungen von verschiedenen Krankheiten gegeben, wobei zu verschiedenen Zeiten das eine oder andere Organ Probleme bereitet.

Beispielsweise kann ein Patient über die Jahre hinweg folgende **Säurekrankheiten** haben:

- chronische Bronchitis
- Weichteilrheuma
- Herzbeschwerden
- erneuter akuter Schub einer chronischen Bronchitis

F. X. Mayr (1951) zeigt in seinem Buch *Die verhängnisvollste Frage* Patientenbeispiele auf, die mit meinen identisch sind. Schon zu seiner Karlsbader Zeit (1920–1936) sprach F. X. Mayr „von dem großen Bauch als Quelle der Säure im Blut", obwohl unklar ist, ob überhaupt eine Messung im heutigen Sinne vorgenommen wurde. Heutige Messungen bestätigen eindrucksvoll das Mayr'sche Gedankengut im wissenschaftlichen Sinne.

In diesem Mayr'schen Sinne haben Witasek und Mitarbeiter (1996) eine placebokontrollierte Untersuchung durchgeführt. Dabei wurden fast alle genannten Gebiete erfasst, auf die genaue Zusammenfassung darf bei den Studienergebnissen hingewiesen werden (s. S. 137).

4.1 Erkrankungen des Magen-Darm-Trakts

Die Krankheiten chronische Gastritis, Magen- und Zwölffingerdarmgeschwür, Reizdarm sowie funktionelle Magen- und Darmbeschwerden haben sich zu Problemkrankheiten entwickelt. Selbst Therapeutika der klassischen Medizin bringen nur

Scheinerfolge. Es werden deshalb charakteristische Fälle dargestellt, die durch einen Ausgleich des Säure-Basen-Haushalts erfolgreich behandelt werden konnten.

Fall

Kauffrau, 48, vor drei Jahren ein Magengeschwür, jetzt wieder ein Rezidiv
Therapie: Basenpulver, Diätführung, Mineraltabletten
Messergebnisse des Säure-Basen-Haushalts

zu Therapiebeginn:	pHB 7,50; PB 38; PPL 25; IZP 13; BE –3
nach 4 Wochen:	pHB 7,45; PB 43; PPL 22; IZP 21; BE –6

Entscheidend normalisiert haben sich bei diesem Fall PB und besonders IZP. In kurzer Zeit war die Patientin frei von Magenbeschwerden und der Allgemeinzustand stabil. Langfristig ist eine weitere Normalisierung des Säure-Basen-Haushalts anzustreben.

Fall

Hausfrau, 34, Vegetarierin, vor einigen Jahren Aufenthalt in Indien mit schwerer Darmentzündung, seither große Schwäche, chronisch-rezidivierende Durchfälle
Therapie: Basengabe, Diätführung, Mineraltabletten, anfangs zusätzlich Mineralstoffinfusionen
Messergebnisse des Säure-Basen-Haushalts

zu Therapiebeginn:	pHB 7,48; PB 36; PPL 20; IZP 16; BE –8
nach 4 Monaten:	pHB 7,60; PB 41; PPL 22; IZP 19; BE –6
nach 20 Monaten:	pHB 7,46; PB 41; PPL 26; IZP 21; BE –7

Durch die Therapie ließen die Durchfälle allmählich nach, der Bauch nach Mayr verbesserte sich und die Patientin wurde, nach zuvor lange unerfülltem Kinderwunsch, schwanger. Entscheidend ist die weitere Besserung von PB, PPL und IZP.

Fall

Hausfrau, 33, Morbus Crohn, Therapiebeginn kurz nach Krankenhausbehandlung, Ablehnung der Einnahme „harter Medikamente“
Therapie: Basenpulver, Diätführung, später Mutaflor-Kapseln und Azulfidine in geringer Dosis
Messergebnisse des Säure-Basen-Haushalts

zu Therapiebeginn:	pHB 7,49; PB 42; PPL 26; IZP 16; BE –2
nach 17 Monaten:	pHB 7,45; PB 42; PPL 22; IZP 20; BE –6

Trotz psychischer Belastung der Patientin ergab sich eine erfreuliche Besserung dieser sonst hartnäckigen Krankheit. Auf den ersten Blick scheinen PPL und BE schlechter geworden zu sein, entscheidend ist jedoch die Verbesserung des IZP von 16 auf 20. Auf die Wichtigkeit einer Verbesserung der intrazellulären Azidose muss hier in aller Deutlichkeit hingewiesen werden.

Fall

Hausfrau, 41, Überweisung durch einen Kollegen, Einnahme von Säureblockern seit 10 Jahren, seit ungefähr einem halben Jahr morgendliche Übelkeit mit saurem Erbrechen
Therapie: initiale Baseninfusion, Basentabletten
Messergebnisse des Säure-Basen-Haushalts

zu Therapiebeginn:	pHB 7,46; PB 42; PPL 26; IZP 16; IZP-neu 65

Im Falle dieser Patientin lag eine eindeutige metabolische Azidose vor. Interessanterweise war die Patientin noch fähig, durch Erbrechen ihre Säurelast zu mindern.

Eine initiale Baseninfusion und die Verordnung von Basentabletten führten bereits nach wenigen Tagen zu einer deutlichen Linderung ihres schon lange bestehenden Erbrechens.

Fall

Rentner, 75, Z. n. totaler Gastrektomie vor sechs Monaten wegen Magenkarzinom, appetitlos, starkes Schwächegefühl

Therapie: orale Therapie mit Aufbaustoffen und homöopathischen Milchsäuretabletten

Messergebnisse des Säure-Basen-Haushalts und Laborwerte

zu Therapiebeginn:	pHB 7,46; PB 44; PPL 26; IZP 18; IZP-neu 68
	Hb 14,3 g/dl, Lymphozyten 7 % bei 9600 Leukozyten
nach 4 Wochen:	pHB 7,40; PB 40; PPL 24; IZP 16; IZP-neu 61
	Lymphozyten 19,5 % bei 4700 Leukozyten

Dem Patienten ging es schon nach vier Wochen wesentlich besser, der Appetit ist wiedergekommen und er fühlte sich kräftiger. Das Absinken des IZP-Werts zeigt die typische **Entsäuerungsreaktion**: Das Blut kann jetzt Basen ins übersäuerte Gewebe abgeben, dabei wandern Säurevalenzen ins Blut, die dort noch nicht genügend abgepuffert werden können. Entscheidend ist hier das Befinden des Patienten. Bei weiterer Therapie wird der Intrazellulärpuffer konsequent ansteigen. Bedeutsam waren bei diesem Patienten auch die Normalisierung der Leukozyten- und der Anstieg der Lymphozytenzahl. Hier wirkt die Entsäuerungstherapie zugleich als Immunsteuerung.

Diese Fallauswahl zeigt das mögliche Behandlungsspektrum mit Diät und Gabe von Basenmedikamenten. Allein mit diesem Therapiekonzept kann auch bei hartnäckigen Erkrankungen eine Besserung erzielt werden.

4.1.1 Einsatz von H_2-Blockern

Als Soforttherapie kann es in einzelnen Fällen notwendig sein, H_2-Blocker zu verordnen, um bei nachgewiesenen Magengeschwüren schneller eine Schmerzfreiheit zu erreichen.

Diese Substanzen blockieren zu einem hohen Prozentsatz die Ausschüttung von Salzsäure in das freie Magenlumen. Dadurch werden zwar die Säureschmerzen vermindert, die Therapie verfehlt allerdings das Grundübel der Magenerkrankung. Denn neben der Salzsäureproduktion erfüllen die Belegzellen auch die Funktion der Bicarbonatproduktion, um die basophilen Organe (s. S. 10) entsprechend mit Basen zu versorgen.

Merke

Fehlende basische Valenzen können im Organismus niemals selbst erzeugt werden, sondern müssen immer von außen zugeführt werden.

Es ist natürlich schwieriger, einen Patienten diätetisch umzustellen und ihm die Grundzüge des Säure-Basen-Haushalts klarzumachen, als ihm lediglich aufzutragen, einmal am Tag eine Tablette eines modernen Magenmedikaments zu nehmen. Ändert der Patient bei Magen-Darm-Beschwerden seine Ernährungs- und Lebensweise nicht, können zwar H_2- und Protonenpumpenblocker die Schmerzen unterdrücken, aber die kausale Übersäuerung wird unverändert bestehen bleiben.

Ein bekannter deutscher Professor hat auf einer Gastroenterologietagung folgenden Satz geprägt: „Jeder Gastroenterologe hat in seiner Jackentasche einen H_2-Blocker – ich auch – für allfällige Säurebeschwerden." Eine weitere Aussage ist ebenfalls bemerkenswert: Ein Chefarzt eines Grundkrankenhauses zur Eröffnung einer Fortbildung über Magentherapie: „Wir wissen alle, daß mit Ernährung entscheidend viel zu erreichen ist, aber keiner hält sich daran, deshalb müssen wir die Fortbildung machen."

In einer Stellungnahme zur **Ulkustherapie** betonte Miederer (1994), dass der Magenschleim nur eine Art „Verpackungsmaterial" für Bicarbonat ist. Komplexe gastrointestinale HCO_3-Systeme sind vielleicht der wichtigste Magenschleimhaut-Protektor. Der mit Bicarbonat gesättigte Schleim stellt die eigentliche Schutzbarriere der Magenschleimhaut gegen die Säure dar: Eindringende Protonen werden unmittelbar neutralisiert; aus Bicarbonat und Protonen werden wiederum Wasser und Kohlendioxid. Zur Ausheilung eines Ulkus ist nach seinen Worten die Zufuhr von Bicarbonat erforderlich. Nach Abbruch einer hochdosierten Therapie mit Protonenpumpenhemmern ist mit einer hohen Rezidivrate zu rechnen. Daher ist die gezielte nächtliche Hemmung der Säuresekretion einer schlecht steuerbaren maximalen Hemmung vorzuziehen.

Entscheidend besser und nachhaltiger wäre, statt der Gabe von H_2-Blockern, die Verordnung von Basensalzen, deren tief greifende und prompte Wirkung leider fast unbekannt ist. Man muss als Patient erlebt haben, wie sich sofort nach Einnahme von Basensalzen ein wohltuendes Magengefühl ausbreitet und gleichzeitig Leben in einen verkrampften und bis dahin stillen Bauch kommt.

Historisch ist ein Wort von Schwarz (1910) interessant: „Dieser sofortige frappierende Erfolg der Gastroenterostomie ist wohl das schlagendste Experiment zu Gunsten der Gastroenterostomie. Es erinnert wirklich in der Sicherheit des Effekts an die Neutralisierung einer Säure in einer Eprouvette durch ein hinzugesetztes Alkali, an die Tilgung des Sodbrennens durch Soda oder Magnesia."

Ein Patient hatte mehrfach nach einer **Billroth-II-Operation** (also der klassischen Entfernung der salzsäureliefernden Belegzellen) sowohl vom niedergelassenen Internisten als auch von einem Klinikum Protonenpumpenhemmer erhalten. Natürlich ohne Wirkung, da sie bei diesem Patienten nicht wirken können. Die Gabe eines klassischen Antazidums war hilfreich und beschwerdelindernd.

4.1.2 Helicobacter pylori

Die Basentherapie soll bei nachgewiesenem Befall mit Helicobacter pylori diskutiert werden. Nach Miederer (1994) hat dieser Keim unterhalb der auch ihn schützenden Schleimschicht mit Bicarbonat seine „ökologische pH-Nische" gefunden, in der er sich optimal vermehren kann. Bei einem pH-Wert der Zwischenschicht zwischen 7 und 8 bleibt Helicobacter pylori der völlig harmlose, passive HCO_3-Schmarotzer. Erst bei einem pH-Wert unter 7 bildet er die sogenannte **Ammoniakwolke** aus. Damit täuscht er einen alkalischen pH-Wert vor und setzt die Schutzmechanismen der Magenschleimhaut außer Kraft. Wenn die Schleimhautbarriere aufgrund der Änderung des pH-Werts in der Zwischenschicht nicht mehr intakt ist, können Protonen tief in die Schleimschicht eindringen und auch die darunter liegenden Zellen zerstören. Es entsteht eine Erosion, dann ein Ulkus. Allerdings geht dabei auch das Bakterium selbst zugrunde: Alle Schutzmechanismen dieses Keims sind schädlich für die Schleimhaut und damit für ihn selbst. Dies könnte die Erklärung dafür sein, warum die Kombination aus Säurehemmung und antibiotischer Therapie zur Eradikation von Helicobacter pylori so erfolgreich ist: Mit der Säurehemmung wird auch die Bicarbonatfreisetzung gehemmt, mit dem Bicarbonatmilieu die ökologische Nische zerstört.

Vorübergehend sollte die Gabe von Bicarbonat ausgesetzt und ganzheitlich eine Milieuverbesserung angestrebt werden, denn nicht das Bakterium für sich ist pathogen, sondern der Wirt, der es aufnehmen kann oder nicht. Eine Basentherapie kann in solchen Fällen durch Kartoffelsaft erfolgen, selbstverständliche Diätführung vorausgesetzt. Naturheilkundlich hat sich bei einer Infektion mit Helicobacter pylori auch der Einsatz von Grapefruitkernextrakt bewährt.

4.1.3 Gastroösophagealer Reflux, Diarrhöe und Obstipation

Interessant ist die Arbeit von Khoury, Camacho-Lobato, Katz, Mohiuddin und Castell (1999), die untersucht haben, welche Schlafposition am besten zur Beschwerdelinderung bei einem **gastroösophagealen Reflux** ist. Dabei erwies sich die Linksseitenlage, eventuell noch durch einen Bettkeil unterstützt, als die günstigste Schlafposition. Auch hier wäre die abendliche Basengabe entscheidend beschwerdelindernd. Möglicherweise setzt die Wirkung nicht sofort in der ersten Nacht ein, aber bis jetzt konnten ich und alle gleichsinnig denkenden Kollegen alle Patienten bei entsprechender Compliance von diesem Beschwerdebild befreien.

Die Entstehung einer **chronischen Diarrhöe** ist aus biologischer Sicht zunächst durch örtliche Blockaden der Darmschleimhaut aufgrund des Säureüberschusses zu erklären. Eine Normalisierung kann durch eine Diät erreicht werden. Kommt es jedoch zu rezidivierenden Attacken oder treten neue Noxen hinzu, wird die Darmschleimhaut im Laufe der Zeit irreversibel geschädigt.

Die **habituelle Obstipation** ist ein großes Problem unserer Zeit. Diese tritt auch bei täglicher Stuhlentleerung auf, da es sein kann, dass heute erst ausgeschieden wird, was vorgestern oder vor mehreren Tagen gegessen wurde. Dadurch wird die Verweildauer der Nahrungsreste bzw. Stuhlmengen erhöht und die Selbstvergiftung durch fortschreitende Gärung oder Fäulnis wesentlich verstärkt.

Die Mehrzahl der Patienten glaubt, Stuhlgang zu haben, hieße eine geregelte Verdauung zu haben und daher ganz gesund zu sein. Dies ist ein großer Irrglauben, auch Krebskranke haben oft noch einen geregelten Stuhlgang.

4.2 Lebererkrankungen

Die Leber gehört mit der Gallenblase, der Bauchspeicheldrüse und den Brunner'schen Drüsen des Dünndarms zu den basophilen Organen (s. S. 10). Ein Absinken der Basenreserven wird auch eine Minderung der Organleistung zur Folge haben.

Fall

Bauarbeiter, 63, chronische enzymaktive Leberfunktionsstörung bei Fettleber, Adipositas, periphere arterielle Insuffizienz
Therapie: Basenmittel, Diätführung, Hepeel-Tabletten, Mineraltabletten, in der ersten Behandlungswoche zusätzlich 3 × 20 ml Natriumbicarbonat 8,4 %
Messergebnisse des Säure-Basen-Haushalts und Laborwerte

zu Therapiebeginn:	pHB 7,32; PB 34; PPL 18; IZP 16; BE –10
	Hämoglobin 11,5 g/dl; y-GT 57 U/l; Harnsäure 12,6 mg/dl
nach 14 Monaten:	pHB 7,45; PB 45; PPL 20; IZP 25; BE –8
	Hämoglobin 11,7 g/dl; y-GT 22 U/l; Harnsäure 8,5 mg/dl

Der Patient fühlte sich schon kurz nach Therapiebeginn frischer. Der positive Krankheitsverlauf des Patienten bestätigt sich durch die messtechnische Besserung von PB, PPL (einhergehend mit dem BE) und IZP. Auffällig ist auch der Rückgang der Harnsäuremenge.

Im Allgemeinen befindet sich der IZP bei Männern relativ selten im negativen Bereich, bei männlichen Leberpatienten ist dieser allerdings überdurchschnittlich oft negativ. Diese Werte deuten dann auf große Säurebelastungen hin.

4.3 Herz-Kreislauf-Erkrankungen

In seinem Buch *Die verhängnisvollste Frage* nennt F.X. Mayr (1951) das Beispiel eines Patienten mit Atemnot, Herzklopfen und Herzschmerzen. Er versichert ihm, dass durch eine Reinigung des Darms und die dadurch bedingte Ausleitung der Säuren seine Gesundheit bald wiederhergestellt sei. Ähnliches lässt sich in einer Allgemeinpraxis häufig finden: Beispielsweise sagte ein 47-jähriger Landwirt bei der nächsten Konsultation nach einer Natriumbicarbonatinfusion (100 ml Natriumbicarbonat 8,4 % + 400 ml NaCl-Lösung), dass er sich durch die Behandlung wie neugeboren gefühlt habe, nach Fleischgenuss habe allerdings das Herz wieder gedrückt. Durch den Fleischgenuss (Tab. 17, S. 127) wurden wieder Säuren zugeführt, die zur Übersäuerung oder Rezidiv-Lokalazidose geführt haben.

In einer Studie mit **parenteraler Gabe von Natriumbicarbonat** konnte bei mehreren Herzpatienten eine ausgesprochen positive Wirkung beobachtet werden. Ein 61-jähriger Patient wollte sogar von sich aus „seine Herzspritze" wieder haben. Hier wurde das Natriumbicarbonat eingesetzt, um eigentlich seine chronischen Wirbelsäulenbeschwerden zu behandeln.

Fall

Landwirt, 57, Z. n. Herzinfarkt vor drei Jahren, zeitweise Angina-pectoris-Beschwerden
Therapie: Basenmittel, Strodival, alle 2–3 Wochen eine intravenöse Injektion von 20 ml Natriumbicarbonat 8,4 % und eine Ozon-Eigenblut-Injektion

Messergebnisse des Säure-Basen-Haushalts
zu Therapiebeginn: pHB 7,50; PB 44; PPL 24; IZP 20; BE –4
nach 12 Monaten: pHB 7,44; PB 47; PPL 23; IZP 24; BE –5

Bei diesem Patienten ist zwar der BE um einen Punkt abgefallen, die entscheidende intrazelluläre Azidose ließ sich allerdings bessern. Dem Patienten ging es dabei sehr gut.

4.3.1 Herzrhythmusstörungen

Herzrhythmusstörungen lassen sich regelmäßig durch die Behandlung im Säure-Basen-Gleichgewicht beheben. Auffällig ist nahezu immer die intrazelluläre Azidose. Auf die Gefahr der Rhythmusstörungen weist auch Krück hin (Siegenthaler u. Blum 2006). Dieser betont die Verknüpfung mit der Verschiebung im Kaliumhaushalt, die täglich zu beobachten und zu messen ist. An dieser Stelle darf nochmals auf die Aussagen von Jörgensen (1989) hingewiesen werden (s. S. 39).

Einsatz von Kaliumbicarbonat

Auf den **Kaliumhaushalt** muss hier noch näher eingegangen werden. Kalium ist zu 97–98 % intrazellulär und nur zu 2 % im Serum messbar. Schon allein die Blutentnahme und weitere Verarbeitung im Labor spielt eine entscheidende Rolle, da exakte Kaliumwerte nur durch ein rasches Zentrifugieren nach der Blutentnahme zu ermitteln sind. Bei vielen Messungen, die parallel zur Messung des Säure-Basen-Haushalts erfolgten, lagen die Werte im unteren Normbereich bzw. unter dem Normwert. Kaliumgaben sind daher sehr oft indiziert. Die Arbeitsgruppe um Sebastian aus San Franzisko arbeitet beispielsweise nicht mit Natriumbicarbonat, sondern mit Kaliumbicarbonat (Frassetto et al. 1997, Sebastian et al. 1994). Bei gesunder Nierenfunktion ist eine Hyperkaliämie ausgeschlossen.

Kaliumproblem

- Verdrängung der K^+-Ionen durch H^+-Ionen aus dem Zellinneren in das Plasma
- Folge: intrazellulär erhebliche Mangelzustände bei scheinbar normalem Kaliumspiegel
- Kaliumgehalt: 3,7–5,7 mmol/l
- Vorliegen eines manifesten Kaliummangels in der Zelle bei gestörtem Säure-Basen-Haushalt trotz eines „noch normalen" Kaliumspiegels

Kalium ist ein Hauptelektrolyt des Intrazellularraums und hält die Potenzialdifferenz der Membranen aufrecht. Außerdem aktiviert es das Enzymsystem, von dem die Erregung von Nerven- und Muskelzellen abhängt, und steuert den kardialen Energiestoffwechsel.

Fall

Techniker, 35, Z. n. Sigmakarzinom vor 18 Monaten mit Hemikolektomie, jetzt Lebermetastasen, Z. n. Hochdosis-Chemotherapie
Messergebnisse des Säure-Basen-Haushalts und Laborwerte
zu Therapiebeginn: pHB 7,37; PB 38; PPL 24; IZP 14; IZP-neu 57; Hämoglobin 13,9 g/dl
nach 6 Wochen: pHB 7,41; PB 40; PPL 24; IZP 16; IZP-neu 60; Kalium 3,6 mmol/l
nach 10 Wochen: pHB 7,42; PB 40; PPL 23; IZP 17; IZP-neu 62; Kalium 3,8 mmol/l

Zwei Wochen nach Therapiebeginn erlitt der Patient zu Hause einen Herzstillstand mit erfolgreicher Reanimation und starb nach knapp 12 Monaten an seiner Krebskrankheit.

Dieser Fall ist bezüglich des Kaliumhaushalts sehr lehrreich. Bei der Erstmessung des Säure-Basen-Haushalts war eine Kaliummessung organisatorisch nicht möglich. Aufgrund der nachfolgenden Messungen mit den sehr niedrigen Werten hat zu diesem Zeitpunkt wahrscheinlich ein noch tieferer Wert vorgelegen, der als mögliche oder auch alleinige Ursache des Herzstillstands anzusehen ist.

Kardioversion

Fall

Ingenieur, 61, Beobachtungszeit über 9 Jahre mit Vorhofflimmern
Messergebnisse des Säure-Basen-Haushalts

zu Therapiebeginn:	pHB 7,40; PB 43; PPL 26; IZP 17; IZP-neu 62
nach 6 Monaten:	pHB 7,50; PB 48; PPL 24; IZP 24; IZP-neu 75

Der Patient kam erstmals zur Messung und Beratung über Entsäuerung nach seiner bereits sechs Jahre bestehenden Erkrankung. Die Urinuntersuchungen nach Sander (1999) lagen mehrfach bei einem mittleren Aziditätsquotienten von 36 %, einmal jedoch bei 57 %. Dies kann eine Stressreaktion gewesen sein oder auch eine Ausscheidungsaktivierung. Bedeutsam ist die Messung des Säure-Basen-Haushalts nach zweimaliger Kardioversion.

Die Messwerte zeigen, dass eine Kardioversion kein „einfacher“ Eingriff ist, sondern tief in die Biochemie des Körpers eingreift. Für mich bemerkenswert ist, dass die Patienten, die sich ganz genau an die Vorschriften der Entsäuerung halten, langfristig ein anderes Lebenswertgefühl erreichen.

4.3.2 Herzinfarkt

Kern (1983) gibt zum Problem der Herzerkrankungen die nötigen Erläuterungen: Die Herzbeschwerden mit ihren Symptomen sind stets organische Linksmyokard-Beschwerden. Die zugrundeliegenden **Schädigungen** dafür können sein

- Hypertonie,
- toxische Ursachen,
- übermäßige Sportbelastung in der Jugend.

Die Schädigungen allein verursachen noch keine Beschwerden, sie tun dies erst, wenn eine Säuerung bzw. Übersäuerung hinzukommt. Durch die Säuerung kommt es zu einer fortschreitenden Verschlechterung, begleitet von ersten Symptomen, im weiteren Verlauf treten Angina-pectoris-Anfälle auf, die im Infarktgeschehen eskalieren können. Damit ist ein Infarkt eine biochemische Zerstörungskatastrophe größerer Myokardgebiete durch eine vorangehende intensive Übersäuerung.

Wendt (1996) sieht jede **Stauung** im Körper als eine potenzielle, wenn nicht gar reelle lokalisierte Azidose an.

Jede Stauung bedeutet eine Verlangsamung des Säftestroms, die einhergeht mit einer verlangsamten Sauerstoffversorgung und Steigerung anaerober Prozesse, die zu sauren Endprodukten führen.

Außerdem bedeutet jede Stauung einen verlangsamten Abtransport der Stoffwechselschlacken, die überwiegend sauer sind. Die Azidosestarre der Erythrozyten tritt ein, wenn Erythrozyten in den Kapillaren durch übersäuerte Gewebe fließen (**Abb. 11**, S. 59). Diese ist als Urphänomen der Biopathologie zu sehen und erklärt den Linksmyokard-Durchblutungsstopp, der dann zur Infarktkatastrophe führt.

Dieses Problem beschreibt auch Warnke (1996) sehr eindringlich:

„Übersäuerung heißt bei Medizinern Azidose. Von der Möglichkeit einer Azidose im Blut wollen viele Physiologen nichts wissen, außer wenn ein Zusammenbruch elementarer Funktionen (Herzinfarkt) vorliegt. Sie argumentieren, daß Blut eine sehr gute Pufferungsfähigkeit besitzt, und daß der Organismus über mehrere funktionelle Gegenstrategien verfügt, so daß eine Erniedrigung des Blut-pH im täglichen Leben praktisch nicht auftreten kann. Die Wirklichkeit sieht anders aus.

Es ist richtig, daß Blut unter allen Umständen versucht, seinen Norm-pH von etwas mehr als 7,36 aufrechtzuerhalten. Das gelingt auch in den großen Gefäßen. Dagegen sieht es in den kleinen Gefäßen (Arteriolen, Venolen, Kapillaren) ganz anders aus. Gerade diese Gefäße sind aber für den entscheidenden Gas-, Metaboliten- und Substrataustausch verantwortlich.

Die kleinen Gefäße sind deshalb betroffen, weil Säure über Pumpen oder Antiportsysteme aus der Zelle schleunigst hinausgeschafft und dann in den nächstliegenden Gefäßen zur Verdünnung gebracht wird.

Säureüberschwemmung ergibt sich jedes Mal dann,

- wenn zuviel Glukose mit einem zu hohen Fettsäurespiegel zusammenkommt; die Fettsäuren hemmen dann den oxidativen Abbau von Glukose, wodurch letztlich große Mengen von Milchsäure entstehen;
- wenn Vitamin B 1 für den Komplex Thiaminpyrophosphat fehlt;
- wenn ein Mangel an Sauerstoff, der für die Aktivierung der Pyruvatdehydrogenase ebenso wichtig ist, vorliegt."

Aus dem medizinischen Alltag beschreibt Warnke die **Ursachen der Ketoazidosebildung:**

- schlechte Durchblutung durch zu viel Sitzen
- Erschöpfung
- flache Atmung
- Hyperventilation in bestimmten Schlafstadien
- Betäubung des Atemzentrums durch Alkohol und Schlaftabletten
- reduzierte Nierenfunktion
- Hypoglykämie-Anfälle
- Hungerzustand
- Fasten
- Diabetes

Entscheidend sind die **Auswirkungen** der Azidose in der Zelle:

- gestörte Verwendung der Energiewährung der Zelle (Adenosintriphosphat, ATP), Hemmung der Hydrolyse
- Hemmung der Glukoseverwertung und -oxidation
- Hemmung mehrerer Enzyme
- Blockierung der mRNA einhergehend mit der Verhinderung der Antikörper-, Protein- und Enzymbildung

Gegenregulationsmechanismen

Allerdings gibt es Gegenregulationsmechanismen in der Zelle, die im Notfall aktiviert werden (Warnke 1996). Durch den **Na^+-H^+-Antiport** fließen H^+-Ionen aus und Na^+-Ionen in die Zelle. Dadurch wird die Zelle mit Natrium überladen, Wasser strömt nach und es kommt zur osmotischen Schwellung. Die Natriumüberladung hemmt ein weiteres Membran-Transport-System, den **Na^+-Ca^{2+}-Austauscher**. Bei diesem wird der normal in die Zelle gerichtete Natriumgradient dazu genutzt, Calcium aus dem Zellinnern nach außen zu befördern. Hat sich zu viel Natrium in der Zelle angehäuft, setzt ein Umkehrmechanismus ein, bei dem Natrium aus und Calcium in die Zelle geleitet wird. So sammelt sich zunehmend Calcium in der Zelle an und stimuliert bei weiterer Säureproduktion Enzyme, die Lipide und Proteine abbauen – ein Gefahrensignal sondergleichen.

Ein Zuviel an Natrium in der Zelle kurbelt außerdem die **Na^+-K^+-Pumpe** an, für die sehr viel Energie bereitgestellt werden muss. Da Energiemangel eine Folge der Azidose ist, beginnt hier ein Teufelskreis, der nur gestoppt wird, wenn die H^+-Ionen-Konzentration außerhalb der Zelle wieder angestiegen ist.

Die pH-Senkung in Lymphe und Blut erzeugt eine positive Ladung der Proteine und eine geringe Dissoziationsneigung von Lipiden und Proteinen, wodurch Ca^{2+}-Ionen freigesetzt werden, die in jede nahe liegende Zelle – auch in Erythrozyten – übertreten. Dadurch wird die Membran unflexibel, und der Erythrozyt verliert seine Verformbarkeit, die zum Durchtritt durch die kleinsten Kapillargefäße nötig ist. Das Phänomen der Geldrollenbildung (Rouleau-Bildung) ist besonders gut bei mikroskopischer Dunkelfeldbetrachtung zu erkennen: Die erstarrten Erythrozyten reihen sich wie Geldstücke aneinander (**Abb. 11**). Damit ist die Ver- und Entsorgung der Kapillargebiete wesentlich gestört, die Zellen müssen vom aeroben in den anaeroben Energiezyklus schalten, eine latente bis manifeste Azidose im Kapillargebiet ist vorprogrammiert. Verstärkt wird dieser Effekt, wenn Flüssigkeit aus den Kapillaren in die Gefäßwand und Lymphe übertritt und sich die Blutviskosität erhöht.

Die Niere als Hauptorgan der Entsäuerung öffnet bei einem H^+-Ionen-Überschuss ein Notventil. Statt Kalium im Austausch gegen Natrium in die Nierenkanäle auszuscheiden, werden H^+-Ionen ausgeschieden und der Urin-pH-Wert wird zunehmend saurer.

Folgen der Übersäuerung

Für die **Schmerztherapie** ist von entscheidender Wichtigkeit, dass die Säure freie Nervenendigungen sensibler werden lässt. Dies ist belegt durch die Erfahrungen vieler Schmerzpatienten, die sich durch eine Entsäuerungskur von starken Schmerzen befreien konnten.

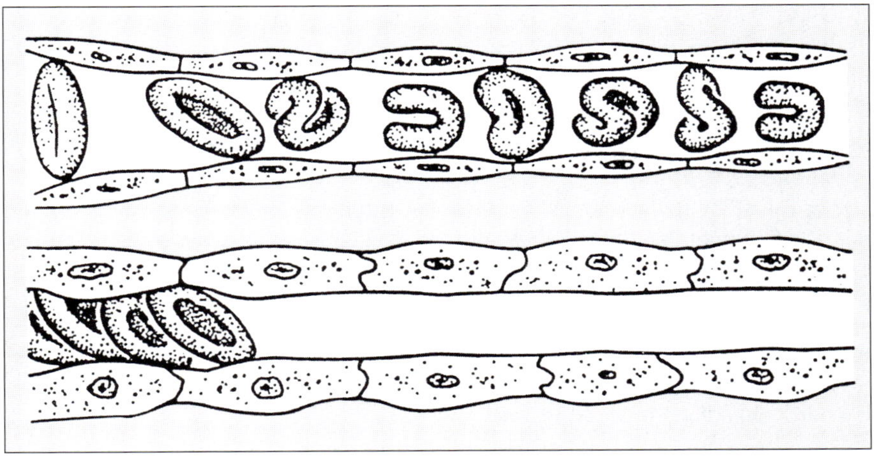

Abb. 11 Rouleau-Bildung der Erythrozyten. Oben: Normale Verbiegungen von Blutzellen in Kapillaren für einen guten Blutfluss. Unten: Durch Energiemangel ballonierte Blutgefäßzellen und rigide rote Blutzellen verhindern den Blutfluss.

Warnke (1996) weist auch darauf hin, dass bei zunehmender Azidose die **Sensibilität für den Elektro-Magneto-Smog** zunimmt, und erklärt das so: „Bei hoher Azidose werden Wasserstoffionen im induzierten elektrischen Feld rhythmisch an die Gefäßwand gedrückt und Calcium freigesetzt. Calcium wandert in die Endothel-Wandzelle und bildet Stickstoffmonoxid, bis sich dieser Prozeß unter andauernder Einwirkung eines stärkeren Magnetwechselfeldes schließlich erschöpft. Dies würde Hemmung der Makrophagen-Effizienz und Gefäßverkrampfung sowie Mikroembolien bedeuten."

Bei einigen Patienten konnte ich anhand der Jörgensen-Messung die bestehende Übersäuerung beweisen. Meine Erfahrung daraus: Ein Patient, der angibt, elektrosensibel zu sein, ist grundsätzlich übersäuert, und eine Entsäuerung hat Vorrang vor allen anderen möglichen Therapiekonsequenzen. Auch eine Entfernung von Amalgamplomben bringt hier keine Besserung, denn Beschwerdebilder durch Zahnmetalle gehen nach meinen Messergebnissen immer mit einem teils extremen Basenmangel einher (s. S. 96).

4.3.3 Zerebrale Insuffizienz

Die Symptome der zerebralen Insuffizienz sind ebenso vielgestaltig wie die kardiale Beschwerdesymptomatik. Kern (1984) und Wendt (1996) sehen auch hier die zerebrale Lokalazidose als Auslöser. Hinzu kommt die Verschlimmerung durch die Azidosestarre der Erythrozyten (s. o.).

Fall

Hausfrau, 56, rezidivierende Schwindelzustände, Müdigkeitszustände, wechselnde Gelenkbeschwerden

Therapie: Langzeitbehandlung mit Basentabletten, Diätführung

Messergebnisse des Säure-Basen-Haushalts
zu Therapiebeginn: pHB 7,49; PB 38; PPL 21; IZP 17; BE –7
nach 9 Monaten: pHB 7,43; PB 44; PPL 21; IZP 23; BE –7

Durch die Entsäuerung waren eine Verbesserung der PB und die Normalisierung des IZP zu beobachten. Einhergehend damit verschwanden die Schwindelzustände, chronische Müdigkeit und Gelenkbeschwerden.

Dieser Fall steht stellvertretend für viele Patienten mit ähnlichen Symptomen und der allgemeinen Diagnose: zerebrale Insuffizienz. Eine Besserung im Sinne des Säure-Basen-Haushalts wird immer durch eine Zufuhr von basischen Substanzen zu erzielen sein, sei es oral oder parenteral, wobei naturgemäß durch Infusionen eine schnellere Linderung der Beschwerden erfolgen wird. Bei einer 74-jährigen Patientin konnten durch mehrfache intravenöse Gaben von 20 ml Natriumbicarbonat 8,4 % Schwindelzustände beseitigt werden, die sich vorher selbst durch eine Krankenhausbehandlung nicht besserten.

Bei vielen Patienten konnte inzwischen durch Baseninfusionen eine Linderung ihrer Krankheitssymptome erreicht werden, wie eigene Erfahrungen und Berichte zahlreicher Kollegen, die diese Infusion übernommen haben, zeigen.

Durch die Zufuhr von Medikamenten und durch die nötige Ernährungsumstellung wird sich die lokale zerebrale Azidose nach Kern (1984) aufheben lassen.

4.3.4 Rauchen als Risikofaktor

Eine grundsätzliche Bemerkung ist noch zum Verhältnis Säure-Basen-Haushalt und Rauchen als Risikofaktor bei Herz-Kreislauf-Erkrankungen zu machen.

Beim Raucher ergibt sich die besondere Problematik des Suchtverlangens nach Nikotin. In Abschnitt 4.9.3 (s. S. 84) wird auf die Bedeutung des Säureüberschusses als Verschiebung im Gleichgewicht des vegetativen Systems in Form einer Überfunktion des Sympathikus hingewiesen. Nahezu jeder vom Nikotinkonsum abhängige Raucher ist **Sympathikotoniker**. Nikotin, ähnlich wie auch Koffein bzw. Tein, ist eine biphasisch wirksame Suchtdroge, die in der ersten Reizschwelle vagoton, also entspannend wirkt, wobei die peripheren Blutgefäße weitgestellt werden. Die bald darauf einsetzende gegenteilig wirkende Phase zwingt den Raucher dazu, sich erneut seine Droge zuzuführen (Sanum 1988).

Es besteht die biochemische Theorie, dass Nikotin durch sauren Harn schneller aus dem Körper gespült wird. Abhängige müssen also dauernd ihre Droge wieder zuführen, um ihren Nikotinspiegel zu halten. Hier hilft nur eine Lebensumstellung im Sinne des Säure-Basen-Gleichgewichts oder zumindest eine Zufuhr von Basensalzen, um diesen Zirkel biochemisch zu durchbrechen.

4.4 Asthma bronchiale

Zwei Patientenbeispiele sollen verdeutlichen, wie mit Kenntnis des Säure-Basen-Haushalts Besserungen möglich sind, die vorher durch eine klassische Behandlung nicht möglich waren.

Fall

Sekretärin, 22, seit Kindheit asthmoide Bronchitis, Ablehnung von Kortisonpräparaten zur Steigerung der Asthmatherapie
Therapie: Basenpulver, Mineraltabletten, niedrige Theophyllindosierung, alle vier Wochen Eigenbluttherapie
Messergebnisse des Säure-Basen-Haushalts
zu Therapiebeginn: pHB 7,45; PB 35; PPL 20; IZP 16; BE –9
nach 7 Monaten: pHB 7,45; PB 43; PPL 21; IZP 22; BE –7

Der Patientin ging es gut, sodass sie mit einer niedrigeren Theophyllindosierung als vorher auskam. Der Fall dieser jungen Frau zeigt, wie sich mit Ausgleich der wichtigen intrazellulären Azidose auch ein Asthmaproblem auf einfache Weise bessern lässt. Noch eindrucksvoller aber ist der Fallbericht des nächsten Patienten.

Fall

Rentner, ehemaliger Steinhauer, 63, chronisches Asthma bronchiale bei bekannter Lungensilikose, Polyglobulie, Z. n. Magenperforation mit B-II-Resektion, Z. n. supraventrikulärer Tachykardie, Z. n. Vorhofflimmern und absoluter Arrhythmie, dadurch mehrfache Krankenhausbehandlungen
Therapie: häusliche Mineralstoffinfusionen mit Vitamin B12 und Folsäure sowie Sekretolytika
Messergebnisse des Säure-Basen-Haushalts
zu Therapiebeginn: pHB 7,67; PB 47; PPL 31; IZP 16; BE +3
nach 4 Wochen: pHB 7,50; PB 46; PPL 26; IZP 20; BE –2

Bei der letzten Entlassung war der Patient noch so schwach, dass er sich von seinen Mitpatienten nicht einmal verabschieden konnte. Die erste Messung zeigt hier eine respiratorische Alkalose, deckt jedoch gleichzeitig eine intrazelluläre Azidose auf. Es kam sehr rasch zu einer subjektiven Besserung, objektiv erfolgte eine Abnahme der vorbestehenden ausgeprägten Lungenspastik. Die Messwerte zeigen die Normalisierung der respiratorischen Alkalose (pHB von 7,67 auf 7,50) und der intrazellulären Azidose (IZP von 16 auf 20). Der Patient konnte wieder in der Wohnung umhergehen, was vorher nicht möglich war. Auch die Herzrhythmik hatte sich stabilisiert.

In diesem Fall war es selbst für mich beeindruckend, wie rasch der Patient durch eine einfache Infusionsserie wieder gesunden konnte. Die Notwendigkeit der gebührenden Betrachtung des Säure-Basen-Status und der häufig vorhandenen intrazellulären Azidose wird in diesen Fällen eindrucksvoll bestätigt.

4.5 Stoffwechselerkrankungen

In den folgenden Abschnitten werden Patientenbeispiele zu den Stoffwechselerkrankungen Diabetes mellitus, Migräne, Osteoporose, Rheuma und Haarausfall vorgestellt und erläutert. Die aufgeführten Erkrankungen nehmen in der Bevölkerung stetig zu und stellen mittlerweile eine erhebliche Belastung des Gesundheitssystems dar.

4.5.1 Diabetes mellitus

Aus der Vielzahl der Diabetikerpatienten werden drei Beispiele herausgegriffen.

Fall

Rentner, 86, Hypertonie, Hyperurikämie, Hyperlipämie, Diabetes mellitus
Therapie: drei Infusionen mit 2 × 125 ml und 1 × 250 ml Natriumbicarbonat 8,4 % verdünnt in NaCl-Lösung, oral Basenpulver, Glibenclamid
Messergebnisse des Säure-Basen-Haushalts

zu Therapiebeginn:	pHB 7,56; PB 38; PPL 21; IZP 17; BE –7
nach 2 Wochen:	pHB 7,48; PB 42; PPL 21; IZP 21; BE –7

Zu Therapiebeginn lag der Blutzuckerspiegel des Patienten bei 350 mg/dl und es traten erhebliche Schwindelattacken sowie eine hochgradige Hörminderung des linken Ohrs auf. Nach der Behandlung war der Schwindel weg, der Patient konnte auf dem linken Ohr wieder hören und der Blutzuckerspiegel hatte sich auf 200 mg/dl senken lassen.

Fall

Rentner, 71, Diabetes mellitus seit Jahren, chronische Hypotonie, chronische Zephalgie, Claudicatio-Schmerzen bei diabetischer Angiopathie
Therapie: Basenpulver, entsprechende Insulingaben, Mineralzufuhr mit Inzelloval, Ernährungsführung gemäß dem Säure-Basen-Haushalt
Messergebnisse des Säure-Basen-Haushalts

zu Therapiebeginn:	pHB 7,52; PB 43; PPL 24; IZP 19; BE –4
nach 10 Monaten:	pHB 7,48; PB 50; PPL 27; IZP 23; BE –1

Die Erstmessung erfolgte nach einer stationären Diabeteseinstellung auf Insulin. Der Patient war aber noch sehr verdrießlich, da Claudicatio-Schmerzen in beiden Beinen auftraten. Durch die Therapie war eine sehr gute Besserung des PB, PPL und IZP zu beobachten. Der Patient fühlte sich sehr wohl, die Claudicatio-Schmerzen in den Beinen waren verschwunden.

Fall

Hausfrau, 40, Diabetes mellitus Typ 1 seit Säuglingszeit, chronisch müde, ständiger Juckreiz, bereits als „psychisch krank" bezeichnet worden
Therapie: Schöllkraut, Basenmittel, initial Baseninfusion
Messergebnisse des Säure-Basen-Haushalts

zu Therapiebeginn:	pHB 7,46; PB 38; PPL 22; IZP 16; IZP-neu 62
nach 4 Wochen:	pHB 7,46; PB 39; PPL 22; IZP 17; IZP-neu 65
nach 8 Wochen:	pHB 7,46; PB 38; PPL 23; IZP 15; IZP-neu 61

Der Nichtanstieg des IZP-Werts trotz der Behandlung mag zunächst befremden, ist aber eine typische **Entsäuerungsreaktion**: Über das Blut „fluten" Basen an, die ins Gewebe abgegeben werden können, es strömen von dort Säuren nach, die einen wünschenswerten Anstieg der Puffer im Blut noch nicht ermöglichen. Entscheidendes Indiz für den Behandlungserfolg war hier die Aussage der Patientin, dass es ihr schon viel besser gehe.

Bei den Diabetespatienten ist die frühzeitige Mitbehandlung des Säure-Basen-Gleichgewichts sehr wichtig, durch die eine bessere **Einstellung des Blutzuckerspiegels** möglich ist und sich die auftretenden Angio- und Neuropathien in ihrem Schweregrad mindern lassen.

Ein interessanter Aspekt aus der Geschichte der Diabetesbehandlung ist die Therapie der Patienten mit bis zu 30 g Bicarbonat am Tag zu einer Zeit, in der weder Antidiabetika noch Insulin bekannt waren. Hier wurde die grundsätzliche Behandlungsmöglichkeit erkannt, die mit den Antidiabetika und dem Insulin verloren ging.

Ein Patient hatte mir folgende Beobachtung mitgeteilt:

- Beim Urin-pH-Wert von 5,0 senkt 1 Einheit Insulin den Zucker um 5– 8 mg/dl.
- Beim Urin-pH-Wert von 6,8 senkt 1 Einheit Insulin den Zucker um 40–50 mg/dl.
- Beim Urin-pH-Wert von 7,4 senkt 1 Einheit Insulin den Zucker um 20–30 mg/dl.

Dies ist sicher eine zu diskutierende Variante der Einstellbarkeit des Diabetes. Motivierbare Patienten haben hier eine entscheidende Möglichkeit der Verbesserung ihrer Krankheit.

Hingewiesen werden soll in diesem Zusammenhang auf seltene unerwünschte Nebenwirkungen bei einem Biguanid-Präparat. Zitat aus dem Beipackzettel: „Bedrohlichste Nebenwirkung ist die Laktatazidose. Sie ist durch eine Laktatanhäufung gekennzeichnet, die im Zusammenhang mit anderen zur Azidose neigenden Krankheitsprozessen wie renale, hepatische und kardiorespiratorische Erkrankungen zur Azidose führt. Während leicht erhöhte Laktatspiegel oft ohne klinische Bedeutung bleiben, können hohe Laktatspiegel zu beschleunigter und vertiefter Atmung, Koma und eventuell Tod führen.“

Dies zeigt deutlich das Dilemma von Diabetespatienten, denn die Diabeteskrankheit an sich führt schon zur Übersäuerung, die durch die klassische Therapie noch verstärkt werden kann. Oder es ist hier die grundsätzlich vorhandene latente Azidose bei Diabetes gemeint. Umso wichtiger ist für diese Patienten neben der Zuckereinstellung eine Basentherapie.

4.5.2 Migräne

Viele Frauen leiden häufig unter Kopfschmerzen, speziell unter der anfallsartig einseitig auftretenden Form, der Migräne. Schon in Romanen früherer Zeit ist von „der gnä‘ Frau, die sich in ruhige Gemächer zurückgezogen hat“, zu lesen. Aus meiner Erfahrung lässt sich jede Migräne durch konsequente Stoffwechselentgiftung (= Entsäuerung) heilen bzw. auf ein Minimalmaß reduzieren. Für die Vielzahl der Fälle sollen zwei Fallbeispiele stehen:

Fall

Verwaltungsangestellte, 32, schon länger rechtsseitige Kopfschmerzen, fangen schon frühmorgens an, auf Schmerztabletten nur geringe Besserung, beim Liegen keine Schmerzen, beim Kopfheben sofort, abends erst nach Stunden weg

Therapie: Basenpulver, Mineraltabletten, konsequente Ernährungsumstellung, insbesondere Weglassen von Kaffee und Zuckerwaren, in dieser Phase mehrmals Injektion von 30 ml Natriumbicarbonat 8,4 % zur schnelleren Pufferung

Messergebnisse des Säure-Basen-Haushalts

zu Therapiebeginn:	pHB 7,45; PB 31; PPL 24; IZP 17; BE –4
nach 1 Woche:	pHB 7,49; PB 44; PPL 27; IZP 18; BE –2
nach 4 Wochen:	pHB 7,55; PB 41; PPL 20; IZP 22; BE –9

Bei der ersten Kontrollmessung zeigte sich bereits eine erhebliche Besserung von PB und IZP, subjektiv ging es der Patientin ebenfalls wesentlich besser, trotzdem wurde die Basen- und Mineraltherapie konsequent fortgeführt, aber keine Injektionen mehr verabreicht. Bei der letzten Messung war die Patientin fast schmerzfrei, nur nach Hunger oder Diätsünde (Kaffee = Säuerung) traten leichte Kopfschmerzen auf.

Fall

Hausfrau, 36, seit Monaten chronische Kopfschmerzen, Einnahme von bis zu fünf Schmerztabletten täglich, Cholezystektomie vor einem Jahr, Gallensteine schon 12 Jahre bekannt, „Migränegesicht"
Therapie: milde Darmreinigungskur nach F.X. Mayr durch eine Vorkur nach Rauch (2001 b), Basenpulver, Kalium phos. D6
Messergebnisse des Säure-Basen-Haushalts

zu Therapiebeginn:	pHB 7,51; PB 40; PPL 21; IZP 19; BE –7
nach 18 Wochen:	pHB 7,48; PB 48; PPL 25; IZP 23; BE –3

Bereits nach drei Wochen waren die Schmerzen verschwunden, die Patientin beschrieb nur noch ein leicht dumpfes Gefühl. Bei der Kontrollmessung war sie beschwerdefrei. Der Anstieg von PB, IZP und BE ist deutlich nachzuvollziehen.

4.5.3 Osteoporose

Die Osteoporose nimmt in unserer Zeit sehr zu. Verschiedene Therapierichtlinien wurden in den letzten Jahren und Jahrzehnten empfohlen, von denen jedoch keine der Weisheit letzter Schluss war. Dabei beginnt diese Krankheit schon lange vor ihrem Ausbruch bzw. ihrer Feststellung. Schon in jungen Jahren ist die Ernährung mineralstoffarm gewesen, das Calciumräuberquartett Alkohol, Nikotin, Koffein und Zucker schlägt voll zu. Es zeigt sich immer wieder, dass der heutige Mensch wesentlich mehr Mineralstoffe zuführen muss. Zum einen verbraucht der Disstresspatient mehr, zum anderen sind mehr Mineralstoffe notwendig, um einen stoffwechselblockierten Organismus wieder in Gang zu bringen.

Fehlt das Mineral **Calcium** bereits in jungen Jahren, kommt es zu einer mangelhaften Knochenbildung. Wird dann nicht mehr Calcium zugeführt, bleibt das Calciumkonto auf der Knochenbank immer im Minus. Späterer Mineralstoffmangel führt zu einer Beschleunigung der Abbauprozesse im Skelettsystem. Es hat sich sogar gezeigt, dass ein Calciummangel den Knochensubstanzverlust sehr rasch multiplizieren kann.

Warum aber tritt eine Osteoporose bevorzugt bei Frauen in der **Postmenopause** auf? Aus der Sicht des Säure-Basen-Haushalts soll hier eine Antwort versucht werden.

Nach der Homotoxinlehre von Reckeweg (1993) werden mit der Mensesblutung der Frau Homotoxine ausgeschieden. Ein Beweis dafür ist beispielsweise, dass eine Frau vor der Mensesblutung zunehmend über Kopfschmerzen klagt, sich Depressionen verstärken, Kreuzschmerzen auftreten und Migränezustände und ähnliche Symptome häufig verstärkt sind. Mit der Mensesblutung oder kurz danach verschwinden all diese Krankheitsbilder wieder, da der Toxinspiegel zwischenzeitlich abgefallen ist.

Durch die fehlende Mensesblutung werden die Homotoxine (= vorwiegend Säuren) im Körper zurückgehalten. Diese Säuren müssen jetzt vermehrt gepuffert werden. Da Puffermaterial im fließenden Blut fehlt, wird auf Reservematerial zurückgegriffen und den Knochen Calcium entzogen – der Raubbau beginnt.

Notelovitz und Ware (1992) beschreiben in ihrem Buch *Aufrecht bis ins hohe Alter*, dass vegetarisch lebende Menschen kräftigere Knochen haben als solche, die fleischreiche Nahrung zu sich nehmen. Jene verlieren im Alter weniger Knochensubstanz, es kommt bei ihnen seltener zur Osteoporose. Als mögliche Erklärung weisen die Autoren auf den Einfluss des Säuregehalts der Nahrung hin: Vegetarische Nahrung hat bekanntermaßen einen geringen Säuregehalt, eher einen Basenüberschuss, während Fleischnahrung einen hohen Säuregehalt aufweist. Der Körper reagiert auf eine Säureüberlastung durch Auflösung des Knochengewebes, um den Säureüberschuss zu kompensieren.

Im Klartext muss es deshalb heißen, dass schon von Kindesbeinen an eine vollwertige, abwechslungsreiche und vitalstoffreiche Ernährung erfolgen sollte, die dem Prinzip der Vollwerternährung entspricht (von Koerber et al. 2004). Tierisches Eiweiß sollte nur in bescheidenen Mengen gegessen und immer mit ausreichend pflanzlicher Kost, insbesondere Kartoffeln und Gemüse, kombiniert werden (Rauch u. Mayr 2006).

Fall

Rentnerin, 69, Z. n. Mastektomie rechts vor einem Jahr mit nachfolgender Bestrahlung, drei Jahre vorher schon Wirbelsäulenbeschwerden durch Osteoporose, durch Einnahme eines Phosphat-Calcium-Gemischs keine röntgenologische Besserung, Besserung erst durch eine lange Serie von paravertebralen Injektionen mit Cefossin

Therapie: Basen- und Mineraltabletten, Natriumchlorid D6, Ernährungsumstellung hin zur Entsäuerung

Messergebnisse des Säure-Basen-Haushalts

zu Therapiebeginn:	pHB 7,42; PB 42; PPL 23; IZP 19; BE –5
nach 4 Wochen:	pHB 7,45; PB 45; PPL 24; IZP 21; BE –4

Erschwerend lag in diesem Fall eine Leukopenie mit 3 600 Leukozyten vor, bei einer absoluten Lymphozytenzahl von 927 (Norm 1 500). Entsprechend reduziert stellte sich auch der Allgemeinzustand der Patientin dar. Bereits während der Therapie ging es der Patientin subjektiv erheblich besser, die zeitweise auftretenden Rückenschmerzen waren völlig verschwunden. Auch die Leukozytenzahl war auf 5 200 angestiegen.

Mineralstoffabbau durch Übersäuerung

In den letzten Jahren wurden vor allem im amerikanischen Raum einige Studien zur Problematik der Osteoporose veröffentlicht, die eindeutig die Tendenz der Osteoporoseentstehung durch eine chronische Säurepufferung zeigen.

Lemann, Litzow und Lennon (1996) haben dargelegt, dass es bei einer experimentellen oral induzierten Azidose zuerst zu einer Verminderung der Pufferkapazität des Bluts kommt, bei weiterer Säurebelastung gefolgt von einer Verminderung der intrazellulären Pufferkapazität sowie einer Belastung der Pufferkapazität des Knochens. Bei weiter andauernder Säuregabe erfolgt eine Pufferung allein durch die **Freisetzung von Mineralstoffen** aus dem Knochen.

Wachman und Bernstein (1968) hatten die Hypothese aufgestellt, dass Osteoporose in erheblichem Ausmaß durch eine hohe **Säurelast** in der Nahrung mit verursacht wird.

Im Tierversuch konnten Weiss, Gorn, Dux und Nimni (1981) zeigen, dass allein durch die Zufuhr einer **proteinreichen Diät** bei wachsenden Ratten eine Beeinträchtigung der Knochenbildung zu beobachten war.

In einer Interventionsstudie, bei der die Säurebelastung der Studienteilnehmer durch die Zufuhr von Proteinen hervorgerufen wurde, konnte Lutz (1984) neben einer erhöhten Säureausscheidung über die Niere auch eine vermehrte Ausscheidung von Calcium feststellen. Es kommt zur negativen Calciumbilanz, bei der mehr Calcium ausgeschieden als zugeführt wird. Durch Gabe eines Basensalzes (Natriumbicarbonat) konnte bei gleichbleibender Calcium-, Magnesium- und Phosphatzufuhr über die Ernährung die negative Calciumbilanz verhindert werden.

In einer Metaanalyse von 16 Studien, in denen Daten über die Inzidenz von Hüftfrakturen und Nahrungsinhaltsstoffen berichtet wurden, zeigte sich eine starke positive Assoziation zwischen der Häufigkeit von Hüftfrakturen und dem Proteingehalt der Nahrung. Assoziationen zu anderen Nahrungsinhaltsstoffen (Calcium- oder Gesamtkalorienzufuhr) wurden nicht gefunden (Abelow et al. 1992).

Sebastian und Mitarbeiter (1994) konnten überzeugend nachweisen, dass durch eine erhöhte Zufuhr von **Kaliumbicarbonat** bei Frauen nach der Menopause sowohl die Knochenresorptionsrate vermindert als auch die Knochenneubildung erhöht werden konnte.

Marsh und Mitarbeiter (1988) konnten anhand epidemiologischer Untersuchungen zeigen, dass ein höherer **Basengehalt** in der vegetarischen Ernährung einen positiven Effekt auf die Knochendichte hat. Vegetarierinnen zeigten in der achten Lebensdekade einen Knochenverlust von nur 18 % im Vergleich zu Nicht-Vegetarierinnen mit 35 %. Dieser Effekt wird auf die unterschiedliche Säurebelastung der beiden Ernährungsformen aufgrund eines unterschiedlich hohen Proteinanteils und einer abweichenden Calcium- bzw. Phosphatzufuhr durch die jeweilige Ernährungsform zurückgeführt.

Ball und Maughan (1997) fanden in einer Untersuchung von Gemischtköstlerinnen und Vegetarierinnen heraus, dass ein hoher Anteil basisch wirkender Nahrungsmittel (Vegetarierinnen) zu einer deutlich verbesserten Calciumbilanz führt. Trotz gleicher Calciumzufuhr in beiden Gruppen wurde in der Gruppe der Gemischtköstlerinnen bei signifikant höherer Säureausscheidung auch signifikant vermehrt Calcium ausgeschieden. Als Ursache wird die bei Omnivoren verstärkte Säurebelastung diskutiert, die aus einer erhöhten Proteinzufuhr resultiert.

New, Bolton-Smith, Grubb und Reid (1997) beschrieben einen Zusammenhang zwischen der Zufuhr von basischen Nahrungsmitteln (Früchten) und der Knochendichte bei prämenopausalen Frauen.

Eine Studie von Tucker und Mitarbeitern (1999) zeigte die Abhängigkeit der Knochendichte von der Zufuhr basischer Lebensmittel über einen Zeitraum von vier Jahren bei älteren Probanden. Der Verzehr von basisch wirkenden Lebensmittelinhaltsstoffen (insbesondere Kalium und Magnesium) und ein hoher Verzehr von Obst und Gemüse korrelierten mit einer vermehrten Knochendichte.

Die Ergebnisse all dieser Untersuchungen zeigen deutlich, dass eine chronisch erhöhte Zufuhr sauer wirkender Nahrungsmittel zu einem erhöhten Verbrauch von puffernden Mineralstoffen wie Calcium, aber auch Kalium und Magnesium aus dem Knochenreservoir führt. Ursache für die Säurebelastung des Organismus ist vor allem ein hoher Proteingehalt in der Nahrung, der mit zunehmendem Alter und gleichzeitig nachlassender Nierenfunktion die Entstehung einer chronischen Übersäuerung (latente Azidose) fördert (Frassetto et al. 1998). Durch eine vermehrte Aufnahme von basisch wirkenden Nahrungsmitteln bzw. basisch wirkenden Nahrungsergänzungsstoffen kann dem Verlust von Knochensubstanz entgegengewirkt werden.

Ein orthopädischer Kollege berichtete mir, dass er lange Zeit nicht so recht an die Auswirkungen der Übersäuerung geglaubt hatte. Bei einer Osteoporose-Tagung in Österreich waren die Aussagen jedoch auf oben aufgeführte Tatsachen ausgerichtet, die ihn letztlich überzeugt haben.

4.5.4 Erkrankungen des rheumatischen Formenkreises

Die Zahl der Patienten mit Wirbelsäulenbeschwerden und diffusen Schmerzen in den Extremitäten hat in den letzten Jahren erheblich zugenommen. Auch die dadurch bedingte Zahl der ausgefallenen Arbeitstage ist gestiegen.

Gelenk- und Wirbelsäulenbeschwerden

Wendt (1996) stellt in seinem Buch *Die Eiweißspeicherkrankheiten* den typischen Fall einer Krankheitsentwicklung vor, der in der Sprechstunde täglich anzutreffen ist: „Wenn wir die Entwicklung der allgemeinen Azidose eines 65jährigen Erwachsenen aufzeichnen wollen, dann müssen wir etwa beim 15jährigen Jüngling beginnen. Er hat einen guten Appetit, ihm schmeckt alles, darum ißt er reichlich. Mit 20 Jahren gehört er zu den kräftigsten seines Jahrgangs und strotzt vor Gesundheit. Mit 25 Jahren hat er einen leicht erhöhten Hämatokrit von 45 Volumen%, Hb 15 g%, Gewicht 5 kg über Broca, im übrigen ist er kerngesund. Mit 30 Jahren hat er einen leichten jugendlichen Hypertonus.

Mit 35 Jahren bekommt er seinen 1. Hexenschuß. Er weiß genau, warum. Er hatte beim Kegeln das Jackett ausgezogen, war ins Schwitzen gekommen und hatte vom offenen Fenster Zugluft ins Kreuz bekommen. Er hat recht, das war der Auslöser des Hexenschusses, aber die Ursache ist eine Stauung im Muskelinterstitium der Lendenmuskulatur durch Speicherung überschüssigen Nahrungseiweißes. Eine lokale Azidose in der Lendenmuskulatur hat unser Patient nun schon, aber noch keine allgemeine Azidose.‘

Nach Wendt (1996) sind die Eiweißspeicherung und Stauung als Ursache für den Schmerz des Weichteilrheumatikers anzusehen, wobei die Diagnose **Weichteilrheuma** eine Zusammenfassung für Erkrankungen im Weichteilgewebe ist. Der Körper hat in der Harnsäureablagerung im Gewebe eine wichtige Möglichkeit, sich überschüssiger Harnsäure aus seinem Blut zu entledigen, wenn diese aktuell nicht über die Niere ausgeschieden werden kann (**Abb. 12**). Die Harnsäureretention ist auch ein empfindlicher Parameter für Veränderungen im Säure-Basen-Haushalt. Schon bei geringfügiger Azidose tritt eine Retention und somit ein Anstieg der Harnsäurekonzentration im Serum ein.

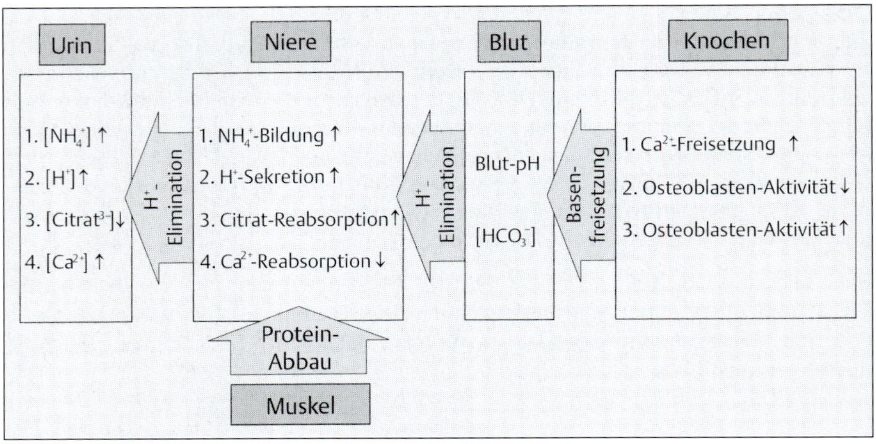

Abb. 12 Kompensationsmechanismen bei latenter Azidose.

Bereits leichte Änderungen des Blut-pH-Werts führen zu einer Änderung der physiko-chemischen Eigenschaften der Proteoglykane des Bindegewebes (Heine 2006; s. S. 27). Proteoglykane mit den daran gebundenen Hyaluronsäuremolekülen stellen einen hochmolekularen polyanionischen Komplex dar, der aufgrund der hohen Wasserbindungsfähigkeit den wichtigen kompressierbaren Anteil des Knorpelgewebes bildet (Garret u. Grisham 1995). Die Wasserbindungsfähigkeit der extrazellulären Matrixproteine wird erheblich durch den Dissoziationsgrad der funktionellen Säurereste bestimmt, welcher wiederum entscheidend durch den pH-Wert beeinflusst wird. Der Einfluss einer latenten Azidose auf die Funktion des Knorpelgewebes ist dadurch erklärbar (**Abb. 13**). Die komplexe Struktur der extrazellulären Matrix erlaubt allerdings gegenwärtig keine direkte Messung der Funktion des Knorpelgewebes bei unterschiedlichem Dissoziationsgrad.

Das azidotische, schlackenreiche **Stauungsödem** ist nach Wendt (1996) nicht nur die Schmerzursache bei aktivierter Arthrose (Rheuma), sondern auch bei Angina pectoris, Claudicatio intermittens, kurz gesagt, bei jeder lokalen Azidose.

Durch Bewegung wird der Blutkreislauf aktiviert, Säuren und Schlacken werden abtransportiert und durch forcierte Atmung kann Kohlensäure abgeatmet werden. Die Bewegung in frischer Luft ist deshalb ein entscheidender Faktor der Entsäuerung und somit der Prävention rheumatischer Erkrankungen.

Um die Theorie zu beleben, sollen zwei Fallbeispiele die Wirklichkeit schildern:

Fall

Angestellte, 35, akuter Schub bei chronischen Gelenkbeschwerden seit Zwillingsgeburt vor sieben Jahren, chronische Obstipation bis zu einer Woche
Therapie: Basenpulver, Mineraltabletten, Darmreinigung nach F.X. Mayr
Messergebnisse des Säure-Basen-Haushalts

zu Therapiebeginn:	pHB 7,51; PB 35; PPL 21; IZP 14; BE –7
nach 4 Wochen:	pHB 7,45; PB 44; PPL 24; IZP 20; BE –4

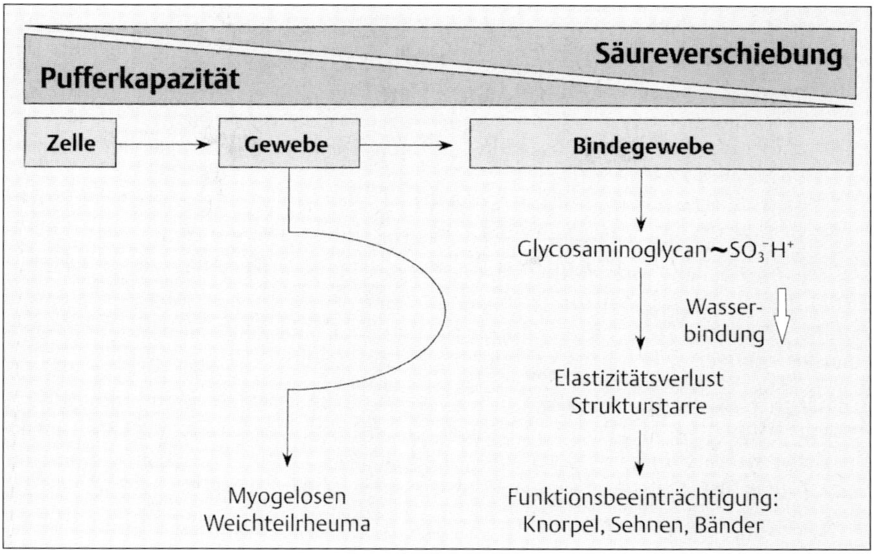

Abb. 13 Effekte der latenten Azidose auf das Bindegewebe.

Die Gelenkbeschwerden waren verschwunden, subjektiv fühlte sich die Patientin wieder voll leistungsfähig. Die Messwerte bestätigen dies durch die Anhebung von PB, PPL, IZP und BE. Es erfolgte eine weitere Behandlung der Patientin durch Ausleitung aus der Diät hin zur ausgewogenen Vollwertkost.

Fall

Fabrikarbeiterin, 57, rezidivierende Wirbelsäulenbeschwerden bei multiplen Myogelosen, depressive Erschöpfungszustände, zerebrale Insuffizienz, rezidivierende Zystitis

Therapie: Basenpulver, Mineraltabletten, Ernährungsumstellung, besonders Abkehr von Zucker- und Weißmehlkonsum, physikalische Therapie

Messergebnisse des Säure-Basen-Haushalts

zu Therapiebeginn:	pHB 7,30; PB 34; PPL 18; IZP 19; BE –10
nach 17 Wochen:	pHB 7,40; PB 40; PPL 21; IZP 19; BE –7

Die Patientin empfand ein subjektives Wohlergehen, die Wirbelsäulenbeschwerden waren völlig abgeklungen, Myogelosen waren nicht mehr tastbar und es traten keine Depressionen mehr auf. Es erfolgte eine weitere Ernährungsführung im Sinne des Säure-Basen-Haushalts.

Damit sind die von Wendt (1996) getroffenen Aussagen über die Lokalazidosen bestätigt. Je länger eine lokale Azidose im Muskel, an Knorpeln sowie Gelenken besteht, desto stärker werden die Säuren auf die anatomischen Strukturen einwirken, und es wird länger dauern, eine Schmerzfreiheit zu erreichen. Stark veränderte Gewebe werden sich auch nicht mehr zur ursprünglichen Form zurückführen lassen.

Fall

Rentnerin, 75, chronisch-degeneratives Lendenwirbelsäulen-Syndrom mit aktivierten Osteochondrosen und multilokulärer Bandscheibenprotrusion, jedoch keine spinale Stenose; zehn Akupunkturbehandlungen ohne jede Wirkung, Wirkungslosigkeit von Schmerzmitteln
Therapie: Verordnung von Basenpulver, homöopathisches Wirbelsäulenaufbaumittel, initial Baseninfusion
Messergebnisse des Säure-Basen-Haushalts

zu Therapiebeginn:	pHB 7,43; PB 52; PPL 25; IZP 17; IZP-neu 62

Dieses Beispiel zeigt aus meiner Erfahrung sowohl die Wirkungslosigkeit der Akupunkturbehandlung als auch „normaler" Schmerzmittel, da in solchen Fällen die Azidosebelastung im Gewebe so hoch ist, dass erst nach einer Basentherapie eine relative Schmerzfreiheit bzw. -minderung eintreten wird.

Frassetto, Morris und Sebastian (1997) konnten nachweisen, dass eine geringgradige chronische metabolische Azidose den Muskel-Protein-Stoffwechsel beeinflusst. Durch Erhöhung der Basenzufuhr ließ sich bei postmenopausalen Frauen der Stickstoffverlust, der durch eine leichte latente Azidose verursacht wurde, verhindern.

Chronische Polyarthritis

Bei der chronischen Polyarthritis muss ebenfalls eine Basentherapie die Grundlage bilden. Die pH-Alkalose und die intrazelluläre Azidose waren regelmäßig zu diagnostizieren. Schwerere Fälle bedürfen einer Langzeitbehandlung, um nebenwirkungsstarke Medikamente reduzieren zu können.

Es folgt ein typisches Patientenbeispiel:

Fall

Patientin, 63, seropositive chronische Polyarthritis, Z. n. mehreren Korrektur-OPs, bis vor drei Jahren verschiedene Krankenhausaufenthalte, gehunfähig mit Schmerzen aller Sehnen im Fußbereich
Therapie: anfangs Baseninfusion, dann Basenmineralsalze, Schüssler-Salze
Messergebnisse des Säure-Basen-Haushalts

zu Therapiebeginn:	pHB 7,49; PB 36; PPL 22; IZP 14; IZP-neu 64
nach 2 Monaten:	pHB 7,51; PB 50; PPL 29, IZP 21; IZP-neu 92
nach 4 Monaten:	pHB 7,48; PB 44; PPL 26; IZP 18; IZP-neu 80

Vom Aufenthalt in einer Rheumaklinik hatte die Patientin berichtet, dass sie vom Essen dort nur noch kränker geworden sei. Sie konnte anfangs fast nicht mehr gehen, bei der zweiten Behandlung waren die Schmerzen in den Sehnen weg, sie unternahm wieder kleine Spaziergänge. Bei der dritten Behandlung hatte sie wieder eine Bergwanderung hinter sich, was ihr vorher nicht einmal im Traum eingefallen wäre.

Eine Patientin mit primär chronischer Arthritis hatte mich telefonisch konsultiert, ob es schaden würde, wenn sie von einem Basenmineralsalz-Präparat (Bullrich's Vital Tabletten) dreimal 10 Tabletten einnimmt, denn dadurch sei sie schmerzfrei. Dies ist sicher eine hohe Dosierung, der Körper kann allerdings ein Zuviel an Basen jederzeit ausscheiden, nicht aber ein Zuviel an Säure. Eine andere Patientin berichtete mir, dass sie durch die Einnahme von Basentabletten fast jederzeit ihre Erkrankung im Griff habe. Nur bei extremen sportlichen Anstrengungen nimmt sie ein Indometacin-Präparat ein.

Fibromyalgie

Ebenso ist die Fibromyalgie aufgrund dieser Darlegungen eine behandelbare Krankheit.

Allein aus der **Definition** (Peters 1999) lässt sich die Biochemie ableiten:

- polytope Schmerzhaftigkeit des Bewegungsapparats, vorzugsweise im Bereich der Sehnenansätze sowie der dazugehörigen Muskulatur
- multiple vegetative funktionelle Störungen
- psychische Auffälligkeiten

Auch die **Symptome** sind identisch mit Beschwerden von Übersäuerungspatienten:

- generalisierter Schmerz
- Müdigkeit
- Abgeschlagenheit
- Schlafstörungen
- zunehmende Kopfschmerzen und Trigeminusneuralgie
- abdominelle Beschwerden
- Reizblase
- Hautbeschwerden
- kalte Hände und Füße

Der Säure-Basen-Haushalt aller bisher gemessenen Fibromyalgiepatienten zeigte eine mittel- bis schwergradige Übersäuerung. Diese Krankheit muss deshalb kein unlösbares Problem darstellen, denn durch eine konsequente Allgemeinentsäuerung und durch lokale Maßnahmen kann wieder eine normale Lebensqualität zurückgewonnen werden.

4.5.5 Haarausfall

In der letzten Zeit konnte ich eine steigende Zahl von Patientinnen beobachten, die über Haarausfall klagten. Auch die Haare sind ein Teil unseres Körpers und werden mit guten oder schlechten Körpersäften versorgt. Je nach Konstitution werden die Haare und Haaranhangsgebilde darunter leiden, wenn zu viele Säuren auf sie einwirken. Die Palette reicht vom diffusen Haarausfall über ganze Areale bis hin zum totalen Haarausfall am ganzen Körper. Bezeichnend war die Aussage einer chronischen Nierenpatientin, dass der Haarausfall, über den sie bis dahin nicht geklagt hatte, aufgehört habe, seit sie die verordneten Natriumbicarbonat-Tabletten zur Verbesserung der Nierenfunktion einnimmt (s. S. 78).

Fall

Friseurin, 45, zunehmender Haarausfall trotz Gegenmaßnahmen, erhebliche Leber-Galle-Belastung, Obstipation
Therapie: Darmreinigungskur mit F.X. Passagesalz, Basenzufuhr, Galleanregung
Messergebnisse des Säure-Basen-Haushalts

zu Therapiebeginn:	pHB 7,46; PB 41; PPL 22; IZP 19; BE –6
nach 4 Wochen:	pHB 7,40; PB 45; PPL 24; IZP 21; BE –4

Die Patientin berichtet über einen Stillstand des Haarausfalls, die Messwerte hatten sich verbessert und eine konsequente Ernährungsführung wurde fortgesetzt.

Bei einer anderen Patientin war es nach Einsetzen einer neuen Zahnprothese zu einem zunehmenden Ausfall des Haupthaars und dann der gesamten Körperbehaarung gekommen. Objektiv bestand nach Mayr-Diagnostik eine chronische Enterokolitis mit fester Enteroptose des Dünndarmpakets, teilweise begleitet von einer Obstipation über mehrere Tage. Auch in diesem Fall bestand eine schon charakteristische intrazelluläre Azidose. Zu einer konsequenten Darmreinigungskur und damit idealen Entgiftung (= Entsäuerung) war die Patientin leider nicht zu bewegen. Verschiedenste sonstige Therapiebemühungen blieben erfolglos.

4.6 Krebskrankheit

Zur Krebsentstehung und -krankheit liegen bereits viele Studien vor (Budwig 2006 a, Kuhl 1991, Reckeweg 1983, Schliephake 1986, Windstosser 1994). Auch die Bedeutung der Karzinogene ist inzwischen unbestritten.

Bei Waerland (1999) steht: „Was die fürchterlichste Krankheit, den Krebs, betrifft, so können wir sagen, daß die Übersäuerung eine der Voraussetzungen und Vorstadien dieser Krankheit ist. Diese Neutralisierung kann nur durch die Mithilfe von alkalischen Salzen geschehen, wobei die Mineralien Kalium, Calcium, Natrium und Magnesium die Hauptrolle spielen. Diese fehlen aber in der animalischen Nahrung. In Grüngemüsen, in Schalen und Hüllen der Getreidekörner, in den Schalen und der äußeren Schicht der Kartoffeln, in wildwachsenden Pflanzen sind sie reichlich vorhanden. Ebenso auch in den Gelenkkapseln der Knochen, in den Knorpeln, Sehnen, Muskelfibrillen und Nervenscheiden."

4.6.1 Alkalose

Bei verschiedenen Autoren ist von einer Alkalose des Krebskranken die Rede. Bei genauerer Betrachtung ist jeweils nur vom pH-Wert des Bluts ausgegangen worden, nicht von der Pufferkapazität, und die Alkalose des pH-Werts sagt nichts über die Pufferkapazität aus.

Bei Kuhl (1991) heißt es: „Eine Zellatmungsstörung finden wir bei jeder chronischen Erkrankung. Ebenso die Glykolyse, d. h. die Milchsäuregärung in den Körperzellen und Geweben. Aber nur die toxische Konzentration der Milchsäure ist beim Krebs für die Geschwulstbildung entscheidend."

Seeger (1988) präzisiert die Alkalose nur für das Innere der Krebszelle. Es heißt: „Im Verlauf der krebsigen Entartung pendelt nämlich der pH-Wert von 6,2–6,5 bei der normalen Vergleichszelle über 7,2 und 7,8 bis 8,0 und weiter ins stark Alkalische. – Als eine krebsfeindliche Diät kann nur eine solche angesehen werden, welche die Zufuhr von Elektronendonatoren (= Wasserstoffspendern) wesentlich einschränkt, hingegen dafür die Zufuhr von Elektronenakzeptoren (= wasserstoffentziehende Stoffe) vermehrt."

Hochwertige natürliche bzw. pflanzliche **Elektronenakzeptoren** sind nach Seeger (1988)

- Rote Bete,
- Anthozyane: Myrtillidin – Farbstoff der Heidelbeere, Oenidin – Farbstoff des Rotweins, Sambucin – Farbstoff des Holunders,
- Flavone und Quercetine in Zitrusfrüchten, Bärentrauben- und Eukalyptusblättern, Eichenrinde, Stiefmütterchen,
- Symphytum officinale (Beinwell),
- L(+)-Milchsäure,
- Ozon (O_3) als wichtige Ersatzbrücke für die blockierte Atmungskette,
- Germanium.

Bei Schliephake (1986) finden sich folgende Feststellungen: „Eine sehr beliebte Theorie war lange Zeit diejenige vom Basenüberschuß, wobei offen blieb, welche Krankheiten dadurch verursacht sein sollten oder verhindert werden könnten. Solche Theorien verkennen die von übergeordneten Organen gesteuerten Regelmechanismen im Körper. Der Organismus hält sein Säure-Basen-Gleichgewicht zäh fest. Er hat seine Alkalireserve, die beim Gesunden genügend groß ist, um auch größere Säurezufuhren auszugleichen. Nur bei dauernder Zufuhr anorganischer Säuren, etwa bei der chronischen Einnahme von Salzsäure, kann unter Umständen dieser Mechanismus überfordert sein, und es kann dann Calcium aus den Knochen zur Neutralisation herangezogen werden."

Dazu folgende Erwiderung: Das Festhalten des Organismus am Säure-Basen-Gleichgewicht ist zäh. Die Alkalireserve ist sicher sehr hoch, aber steter Tropfen höhlt den Stein. Kojer, einer der ersten Mayr-Schüler, hat in einer Fortbildung der Mayr-Ärzte 1989 gesagt: „Ein Patient unserer Zeit braucht heute 2–3 Wochen länger eine Mayr-Kur, um auf denselben Regenerationsstand zu kommen, wie noch ein Patient vor 20–30 Jahren. Dazu kommt noch die Entlaugung (Basenreduktion) der lebendigen Kost durch sauren Regen und saure Böden." 17 000 Messwerte nach Jörgensen (1985) zeigen bei der Mehrzahl der Patienten eine deutliche bis erhebliche latente Azidose.

Szilvay (1981) macht folgende wichtige Aussagen: „Die Wirkungsstärke der Hormone und Fermente hängt vom pH-Wert des Blutes ab. Die Neigung des pH-Wertes des Blutes zur alkalischen Seite hemmt die Funktion der Nebennierenrinde und des endokrinologischen Systems. Der pH-Wert des Blutes neigt bei Krebs und bei Arthritis rheumatica et urica mehr zur alkalischen Seite. [...] Serienmessungen an Krebspatienten zeigten einen hochalkalischen pH-Wert von 7,55–7,70. Bei der Normalisierung des pH-Wertes in die azidotische Richtung spielt die Milchsäure eine entscheidende Rolle. Durch die Zufuhr der Milchsäure in die Blutbahn wird die in der lebenden Zelle mögliche Virusvermehrung gehemmt und eine Resistenzsteigerung bewirkt."

Auch hier wird nur der pH-Wert beschrieben, ohne die wichtige Pufferfunktion zu berücksichtigen.

Anhand der Messergebnisse meiner Tumorpatienten konnte ich die angeblich hohen alkalischen Werte nicht nachvollziehen, auch nicht in finalen Stadien. Vermutlich wurden die pH-Werte nicht exakt bei 37 °C ermittelt. Hohe alkalische Werte werden sehr leicht bei Raumtemperatur und bei einem zu großen zeitlichen Abstand zur Blutentnahme gemessen. Im Laufe der Jahre habe ich verschiedene pH-Messgeräte und Sonden verwendet, mit denen immer wieder scheinbar hohe alkalische Werte bestimmt wurden, die für mich im Nachhinein nicht mehr akzeptabel sind. Nach technischer Aufrüstung mit neuem pH-Messgerät, Thermoblock und neuer Sonde konnte ich jetzt über die letzten Jahre eine bemerkenswerte Kontinuität der Messwerte erreichen. Von Januar bis Juli 2007 lag der Durchschnittswert von 254 Messungen bei einem pH-Wert von 7,46 mit einer Schwankung von 7,40–7,56. Der Wert von 7,56 wurde bei einer Patientin mit metastasierendem Zervixkarzinom bei parenteraler Eisentherapie gemessen. Ein pH-Wert von 7,48–7,50 wurde nur bei Patienten festgestellt, die vorher intensiv Basenpräparate eingenommen hatten.

4.6.2 Ernährungstherapie

Mehr als 75 Jahre nach den Forschungsarbeiten von Otto Heinrich Warburg, der 1931 den Nobelpreis für Medizin für seine Theorie zur Entstehung von Krebs erhielt, konnte dessen These jetzt bestätigt werden. Warburg (1956) hatte postuliert, dass sich **Krebszellen** von normalen Zellen u. a. dadurch unterscheiden, dass sie entwicklungsgeschichtlich bedingt eine **schwächere Zellatmung** haben. Während Normalzellen mithilfe der Verbrennung von Zucker-, Eiweiß- und Fettabbauprodukten arbeiten, setzen Krebszellen bei ihrem Überleben auf einen Glukosevergärungsprozess, der unabhängig von Sauerstoff und Zellatmung ist und als Abbauprodukt Milchsäure freisetzt.

Mit den Möglichkeiten der molekularen Biologie konnte diese Tatsache bei Darm- und Blasenkrebspatienten erstmals bewiesen werden (Langbein et al. 2006). Grundlegend ist dabei eine Ernährungsumstellung, wie sie von Coy (2007) aufgestellt wurde: Ab einer Zufuhr von weniger als 70 g Kohlenhydraten täglich stellen gesunde Zellen auf eine andere Energieversorgung um, Glukose ist dann nicht mehr die Hauptenergiequelle der Zellen.

Bei der Tumorzelle hingegen ist das **Enzym TKTL 1** (transketolase-like-1) für die Vergärung von Glukose zur Energiegewinnung verantwortlich. Dadurch wird die Tumorzelle autark und kann auch ohne die Mitochondrien Energie produzieren. Dabei entstehen große Mengen Milchsäure, vorwiegend D-Milchsäure. Um zu überleben, muss die Tumorzelle die Milchsäure nach außen transportieren, es bildet sich um die Krebszelle oder den Krebszellenverband eine Säureschutzschicht, die wiederum für eine Chemo- oder Strahlentherapie widerstandsfähig wird. Im weiteren Verlauf senkt sich der pH-Wert in diesem Gewebebereich auf 1–2, es kommt zur Lyse der Zelle und damit zum Austritt von einzelnen Tumorzellen, die dann in die Lymph- oder Blutbahnen eindringen können – die Metastasierung hat begonnen.

Ist ein Tumor stark TKTL 1-positiv – ähnlich wie beim bereits bekannten Zellmerkmal HER 2 (human epidermal growth receptor 2) bei Brustkrebs –, können Krebspatienten versuchen, durch den Entzug von Kohlenhydraten und Zucker in der Nahrung den gesamten Stoffwechsel ihres Körpers umzustellen. Zu dieser Umstellung sind die TKTL 1-Zellen nicht in der Lage, da ihre sogenannte **Betaoxidation** (Fettverbrennung) blockiert ist. Die Ernährungsform aus Ketonkörpern, Fetten und Ölen lässt diese Tumorzellen nicht überleben. Für die Zukunft ist hier eine große Perspektive der Tumorbekämpfung gegeben.

In der Medizingeschichte war dieser Gedanke bereits früher präsent, Breuß (1990) hatte eine entsprechende Kur postuliert, die Diplom-Chemikerin Johanna Budwig (2006 a, 2006 b) entwickelte die Öl-Eiweiß-Diät, Fryda (2003) heilte ihre Patientin mit einer konsequent zuckerarmen Diät und Gabe von L-Milchsäure.

Eine weitere wichtige Studie stammt von Fischer und Mitarbeitern (2007). Den Messergebnissen zufolge unterdrückt das **Laktat der Tumorzelle** die Vermehrung und Zytokinproduktion von T-Lymphozyten um bis zu 95 % und kann dadurch zu einer bis zu 50%igen Abnahme ihres zellzerstörenden Potenzials führen. Ferner bewirkt ein hoher Laktatspiegel in der Tumorumgebung, dass die Leukozyten eigene Stoffwechselendprodukte in Form von Milchsäure nicht mehr ausschleusen können, was zu einer zusätzlichen Beeinträchtigung ihrer Funktion führt. Bei Unterdrückung der Milchsäureproduktion mittels eines Hemmstoffs zeigte sich kein beeinträchtigender Effekt auf die T-Zellen.

Untersuchungen von Kraus und Wolf (1996) haben gezeigt, dass Tumorzellen hypoxisch werden und Milchsäure bilden, wodurch der pH-Wert der Mikroumgebung abnimmt. Dabei verhindern deorganisierte Mikrovaskularisierungen den Abtransport und die Neutralisation der sauren Stoffwechselprodukte.

4.6.3 Schmerztherapie

Cave Es ist besonders bei Tumorerkrankungen entscheidend wichtig, den IZP durch Mineralzufuhr anzuheben. Sobald dieser bei längerer Beobachtung absinkt, ist absolute Gefahr im Verzug!

Die Nichtbeachtung dieses Hinweises führt zu Tumorschmerzen, die dann nur mit hohen Kombinationsdosen an Schmerzmitteln zu bekämpfen sind. Nicht nur die Lebensqualität sinkt drastisch ab, sondern auch die Lebensquantität.

Ein Erklärungsversuch: Der alkalische pH-Wert ist als ständige Gegenregulation zum erniedrigten IZP zu sehen, als Gegensatzpaar wie andere auch. Voraussetzung ist, dass der Organismus zur Verfügung stehendes Puffermaterial hat. Kritisch wird es, wenn auch der pH-Wert in azidotische Werte abfällt, weil dann der Patient in eine für ihn sehr bedrohliche Lebensphase kommt: Er kann die Säuren weder ausscheiden noch kompensieren und wird den **Säuretod** sterben. Dieser Tod geht normalerweise mit sehr starken Schmerzen einher.

Die Säureproblematik ist entscheidend für den Tumorkranken. Eine frühzeitige Entsäuerung und Basenzufuhr kann für die Therapie eines Tumorpatienten maßgeblich sein (s. S. 115). Gelingt eine Entsäuerung nicht mehr, so kann diese einfache biochemische Therapie ein harmonisches Ausgleiten aus dieser Welt ermöglichen.

Stellvertretend für viele Patienten steht hier das Beispiel einer Patientin:

Fall

Geschäftsfrau, 59, Bronchialkarzinom, Z. n. Unterlappenresektion links vor drei Jahren, mäßig differenziertes Adenokarzinom, mehrere Schädelmetastasen, aktuell bettlägerig, zunehmende Kopfschmerzen

Therapie: Infusionen zu Hause mit Mineralien und Natriumbicarbonat 8,4 %, 100 ml in NaCl-Lösung
Messergebnisse des Säure-Basen-Haushalts

zu Therapiebeginn:	pHB 7,50; PB 41; PPL 22; IZP 19; BE –6
nach 3 Monaten:	pHB 7,65; PB 50; PPL 23; IZP 27; BE –5
nach 4 Monaten:	pHB 7,60; PB 49; PPL 28; IZP 22; BE –1

Die Gabe von Infusionen wurde auch deshalb gewählt, da die Patientin teilweise Mühe beim Schlucken hatte. Es war durch die Infusionstherapie zur weitgehenden Schmerzlinderung gekommen, nur an manchen Tagen war eine „einfache Schmerztablette" nötig. Die Infusionstherapie wurde weiter fortgeführt, allerdings war die Tumorkachexie nicht mehr aufzuhalten. Ab diesem Zeitpunkt mussten keine Schmerztabletten mehr gegeben werden. Die Patientin verstarb völlig ruhig drei Tage nach der letzten Messung.

Spezielle Therapieempfehlungen sind beim Krebspatienten nicht nötig. Entscheidend ist auch hier wieder, rechtzeitig die Korrektur des Säure-Basen-Haushalts in das Gesamttherapiekonzept einzubeziehen. Umso erfolgreicher werden in jeder Hinsicht die therapeutischen Bemühungen sein. Im Einzelfall kann eine sehr intensive Basen- und Mineralgabe notwendig werden, was sich erst unter der Therapie herausstellt.

4.6.4 Therapie mit Baseninfusionen

Die von mir erstmals 1985 vorgestellte Baseninfusion (Natriumbicarbonat-Infusion maximal 2 %, s. S. 117) ist inzwischen eine Standardbehandlung vieler biologisch orientierter Krebstherapeuten geworden. Anfangs nur gedacht als unterstützende Therapie bei Mayr-Kuren, kann diese Infusion die sauer gewordene Matrix regenerieren und den Säureschutzmantel des Tumorgewebes auflösen. Eine notwendige Chemotherapie kann besser oder überhaupt wirken. Der Zusatz von Procain (100 bis maximal 300 mg) verstärkt die Basenwirkung durch Erweiterung der zuführenden Kapillaren zur Matrix.

Fall

Hausfrau, 65, vor vier Jahren Mastektomie beidseits, Z. n. Chemotherapie und Radiatioserie, schon früh Knochenmetastasen und auch eine Magenmetastase
Therapie: Baseninfusionen
Messergebnisse des Säure-Basen-Haushalts

zu Therapiebeginn:	pHB 7,44; PB 41; PPL 25; IZP 16
nach 6 Wochen:	pHB 7,47; PB 42; PPL 22; IZP 20

Bemerkenswert ist die spontane Aussage der Tumorpatientin direkt nach der Baseninfusion, dass sie jetzt wieder viel freier durchatmen könne.

Auch das nächste Fallbeispiel ist prägnant:

Fall

Bauersfrau, 67, hepatisch und pulmonal metastasiertes Adenokarzinom des Pankreaskopfs Stadium IV
Therapie: zweimalige Gabe einer Baseninfusion (500 ml 2%ige Natriumbicarbonatlösung)
Messergebnisse des Säure-Basen-Haushalts

zu Therapiebeginn:	pHB 7,53; PB 37; PPL 22; IZP 15; IZP-neu 76

Die Patientin war zwei Monate vor ihrem Ableben in der Praxis und erhielt zweimal eine Baseninfusion. Sie sagte spontan, dass sie jetzt wieder viel klarer sehen könne. Die Säure-Basen-Werte wären jetzt typisch für die Tumorbeschreibung nach Seeger (1988), da der pH-Wert im alkalischen Bereich liegt. Allerdings ist der IZP deutlich erniedrigt. Der IZP-neu spiegelt diese typische Situation nicht wider, da dieser bei einem Hämoglobinwert von 9,2 g/dl mit dem Hämatokrit korrelierte.

Durch Basenzufuhr, ob über Natriumbicarbonat oder über L(+)-Milchsäure, die in der Leber zu Basen verstoffwechselt wird, steigt der IZP an und der alkalische Blut-pH-Wert, der bei Tumorpatienten messbar sein kann, wird wieder zum Normalbereich tendieren.

4.6.5 Problematik Krebs und Erdstrahlen

Eine Bemerkung soll noch zu Störfeldern und Erdstrahlen, beziehungsweise der Einwirkung von Wasseradern, gemacht werden. Diese Felder stören den Menschen als elektrisches Wesen, nicht umsonst lässt sich ein Elektrokardiogramm an der Haut ableiten. **Wasseradern** üben einen statischen Sog aus. Wenn der Mensch übersäuert ist, also negativ geladen, werden diese Wirkungen erst recht spürbar und dem menschlichen Körper noch mehr Energie entzogen. Ist der Körper im Säure-Basen-Gleichgewicht, so werden Wasseradern keine wesentlichen negativen Auswirkungen haben können. Deshalb empfiehlt sich besonders die abendliche Einnahme einer Basenmischung oder eines Fertigpräparats. Die Beobachtung kann jeder selber nachvollziehen, der sich am Morgen danach wesentlich frischer und ausgeruhter fühlt.

4.7 Niereninsuffizienz

Auf die entscheidende Funktion der Niere im Säure-Basen-Haushalt wurde bereits hingewiesen (s. S. 24). Betont werden soll die Tatsache, dass die Niere bei zunehmender Azidose eine immer geringere Exkretionsleistung vollbringen kann. Hier ist der Fall einer Patientin angebracht, bei der die Beinödeme allein durch Gabe einer Mischung aus Calcium- und Magnesiumcitrat zurückgegangen sind. Eine Durchsicht der Unterlagen machte deutlich, dass die PB nur ganz selten unter 7,35 gesunken ist.

Ein pHB von 7,26 war bei einem Patienten nach vorübergehender Dialysepflicht aufgrund toxischer Glomerulonephritis zu messen. Der Patient musste dann erneut dialysiert werden.

Ein Fallbericht zeigt den Säure-Basen-Status vor dem Beginn einer Dialyse auf:

Fall

Bäuerin, 34, über Jahre rezidivierende Zystopyelitiden, Urin-pH-Wert immer 5–6, einmal sogar 4, aktuelle allgemeine Verschlimmerung, Kreatininanstieg auf 7 mg/dl
Therapie: Infusion von insgesamt 150 ml Natriumbicarbonat 8,4 %
Messergebnisse des Säure-Basen-Haushalts

zu Therapiebeginn:	pHB 7,47; PB 35; PPL 20; IZP 15; BE –8
nach 2 Wochen:	pHB 7,53; PB 34; PPL 20; IZP 15; BE –9

Die Messwerte wurden durch diese relativ kleine Menge an Pufferlösung nicht beeinträchtigt. Der maligne Prozess der Schrumpfnierenbildung hat sich nicht mehr beeinflussen lassen. Dieses Beispiel zeigt auf, wie wichtig es ist, bei chronischen Nierenpatienten rechtzeitig den Säure-Basen-Haushalt in die Therapie einzubeziehen.

An einem weiteren Beispiel ist die Situation nach einer Nierentransplantation zu beobachten:

Fall

Hausfrau, 47, Nierentransplantation vor zwei Jahren
Therapie: Basenmineraltabletten und Mineraltabletten, Calcium fluoratum D 12 gegen Osteoporose
Messergebnisse des Säure-Basen-Haushalts und Labortwerte

zu Therapiebeginn:	pHB 7,44; PB 35; PPL 19; IZP 16; BE –9 Hämoglobin 12,0 g/dl; Kreatinin 2,1 mg/dl
nach 18 Monaten:	pHB 7,36; PB 37; PPL 20; IZP 17; BE –8 Hämoglobin 12,0 g/dl; Kreatinin 1,5 mg/dl
nach 27 Monaten:	pHB 7,40; PB 41; PPL 19; IZP 22; BE –9 Hämoglobin 12,5 g/dl; Kreatinin 1,6 mg/dl

Die Patientin hatte nach der Therapie keine Wirbelsäulenschmerzen mehr. Die Basengaben wurden vorsichtig vorgenommen, um abrupte Veränderungen tunlichst zu vermeiden. Subjektiv ging es der Patientin sehr gut, auch die üblichen Kontrolluntersuchungen waren alle zufriedenstellend.

Dieser Fall zeigt eine Stabilisierung der Kreatininwerte in einem unteren Bereich, das subjektive Wohlbefinden der Patientin hat sich auf jeden Fall gebessert, entscheidend ist der Anstieg des IZP in den Normbereich. Somit ist auch bei dieser Patientengruppe die Beachtung des Säure-Basen-Status von großem Nutzen.

Das dritte Beispiel soll darlegen, dass bei rechtzeitiger Behandlung des Säure-Basen-Haushalts eine chronische Niereninsuffizienz über Jahre stabil gehalten werden kann.

Fall

Hausfrau, 70, vor drei Jahren Aufdeckung einer Schrumpfniere rechts und eingeschränkte Nierenfunktion links, BE im Krankenhaus bei –12,1, Urin-pH-Wert konstant bei 5, Kreatinin bei Aufdeckung 5,6 mg/dl, bei Entlassung aus dem Krankenhaus 3,6 mg/dl
Therapie: über sechs Wochen im Rahmen der parenteralen Basenzufuhr-Studie Infusion von insgesamt 1 200 ml Natriumbicarbonat 8,4 % verdünnt in NaCl-Lösung, dann Natriumbicarbonat-Tabletten und Diätführung
Messergebnisse des Säure-Basen-Haushalts

ab oraler Therapie:	pHB 7,56; PB 42; PPL 24; IZP 18; BE –5
nach 4 Monaten:	pHB 7,58; PB 34; PPL 20; IZP 14; BE –8
nach 4 Jahren:	pHB 7,48; PB 42; PPL 20; IZP 22; BE –8

Ab dem Zeitpunkt der Infusionstherapie ist die ständig erhöhte Harnsäure mit Werten um 7,1–6,3 mg/dl trotz Allopurinolgabe auf Werte um 3,5 mg/dl abgefallen, die Urin-pH-Messungen lagen jetzt bei 7. Nach der letzten Infusion berichtete die Patientin über ein Kribbeln im ganzen Körper, die Beine waren ödematös geschwollen als Zeichen der akut belasteten Nieren, tags darauf waren die Beine wieder dünn bei sehr gutem Wohlbefinden.

Nach Beginn der oralen Therapie mit Natriumbicarbonat-Tabletten berichtete die Patientin sehr bald, dass der bis dahin bestehende Haarausfall aufgehört habe, über den sie sich vorher nicht beklagt hatte. Es erfolgten natürlich immer wieder ärztliche Hinweise auf die Ernährung im Säure-Basen-Gleichgewicht. Der aus der Reihe fallende Wert des IZP nach vier Monaten war auf einen vorübergehenden fieberhaften Infekt zurückzuführen.

Ein Patientenbeispiel sei noch angeführt: Ein Patient mit Nierentransplantation bekam nach der Entlassung aus der Medizinischen Klinik der Ludwig-Maximilians-Universität München neben den notwendigen suppressiven Medikamenten auch „Natriumhydrogencarbonat 3 × 1 g". Diesen Patienten begleite ich seit vielen Jahren mit regelmäßigen Säure-Basen-Messungen nach Jörgensen (1985). Am besten geht es ihm, wenn die Blutpuffer einigermaßen gute Werte zeigen.

Frassetto, Todd, Morris und Sebastian (1998) haben festgestellt, dass die Fähigkeit zur Säureausscheidung über die Niere mit steigendem Lebensalter abnimmt. Bei gleichbleibender Ernährung mit einem hohen Proteinanteil kommt es deshalb im Alter vermehrt zu einer latenten Azidose, die dann die unterschiedlichsten Auswirkungen auf den gesamten Säure-Basen-Haushalt haben kann.

Immer wieder wird vor der Einnahme von zu viel Kochsalz gewarnt, da dadurch auch Blutdrucksteigerungen möglich sind. Hierzu gibt es schon lange Untersuchungen, die das genaue Gegenteil aussagen (Luft et al. 1990, Sharma et al. 1990).

4.8 Hauterkrankungen

Auch Allergien sind in unserer Zeit häufiger geworden. Neben einer genetischen Disposition ist eine ganze Reihe **exogener Faktoren** dafür verantwortlich, wenn ein Mensch Heuschnupfen, allergische Konjunktivitis, Asthma oder atopische Dermatitis bekommt.

Folgende Einflüsse begünstigen eine Sensibilisierung:

- Passivrauchen
- Schadstoffe in der Atemluft
- Infektionen
- vermehrte Exposition gegenüber einem Allergen
- gleichzeitiges Einwirken vieler Stoffe mit allergener Potenz
- Durchlässigkeit der Darmwände für ungenügend abgebaute Nahrungsmittel

Der letzte Punkt ist für die Betrachtung der Hauterkrankungen aus ganzheitlicher Sicht entscheidend, denn welches Darmsystem ist wirklich ganz gesund, hat noch nie mit irgendwelchen Infektionen zu tun gehabt und welche Darmflora wurde nie durch die Gabe von Antibiotika zerstört?

Nach meiner Erfahrung wird eine rein lokale Behandlung nur in ganz seltenen Fällen zum Heilen einer Hautkrankheit führen. Erst die Einbeziehung des Darms, Immunsystems, Mineralhaushalts und eben auch des Säure-Basen-Haushalts wird einen nachhaltigen Therapieerfolg bringen (Worlitschek 1991 d). Der medizinische Spruch „Die Haut ist der Spiegel der inneren Organe" hat seine Gültigkeit nicht verloren. Die Haut wird oft als die „dritte Niere" des Menschen bezeichnet. Bei einer relativen bzw. manifesten Unterfunktion des Nierensystems sucht der Körper einen Notbehelf zur Ausscheidung von ausscheidungspflichtigen Substanzen. Dies ist oft schon am Körpergeruch eines Patienten zu erkennen. Die Bedeutung des Hautgewebes als „Mülldeponie des Körpers" (Pischinger und Heine 2004) ist hier entscheidend. In manchen Hautkliniken gibt es Anti-Schwitz-Stationen, um den Patienten das Schwitzen abzutrainieren. Dabei wäre den Patienten mit einer gründlichen Ausleitung über den Darm sicherlich besser geholfen.

Nach einer Bicarbonatinfusion von 250 ml war ein chronisches Ekzem beider Hände und Unterarme bei einem Kraftfahrer für zwei Monate verschwunden, das chronische Magenulkusleiden brauchte er nur noch mit Kamilletropfen zu behandeln.

4.8.1 Psoriasis

Fall

Kauffrau, 25, Psoriasis vulgaris mit Befall der Hände, Ellenbogen, Füße, mit zusätzlichem pustulösem Exanthem an Unterarmen und Gesicht, bei klinischer Untersuchung Leber-Galle-Belastung, Obstipation

Therapie: Basenpulver, Mineraltabletten, Ausleitung über Galle und Darm, Ernährungsumstellung

Messergebnisse des Säure-Basen-Haushalts

zu Therapiebeginn:	pHB 7,45; PB 40; PPL 22; IZP 18; BE –6
nach 5 Wochen:	pHB 7,48; PB 42; PPL 21; IZP 21; BE –7

Während der Therapie trat eine deutliche Besserung der Psoriasis-Krankheitsherde ein, das Exanthem verschwand völlig. Mit der Heilung erfolgte eine psychische Aufhellung der Patientin, die sehr unter den krankhaften Beeinträchtigungen gelitten hatte.

4.8.2 Neurodermitis

In Abschnitt 5.1.2 wird das Basengel oder die Basensalbe als äußerliche Behandlungsmöglichkeit vorgestellt (s. S. 108). Bei einem kleinen Mädchen mit Neurodermitis wurde sofort nach der ersten Behandlung die Haut glatter, die Rötung milderte sich. Es musste aber auch der Mutter aufgetragen werden, dem Kind reichlich Flüssigkeit zu geben, da sich beim Nachfragen zeigte, dass es zu Rückschritten gekommen war, wenn nicht genug getrunken wurde. Hier schließt sich dann auch wieder der Kreis zu dem Satz: „Die Haut ist die dritte Niere."

Eine besondere Erfahrung ist die folgende Krankengeschichte:

Fall

Patientin, 30, kommt mit ihrem 6 Monate alten Sohn (2. Kind) mit Neurodermitis. Sie stillt noch und hat selbst eine Allergie.

Therapie: Basenmineralsalze

Messergebnisse des Säure-Basen-Haushalts

zu Therapiebeginn:	pHB 7,49; PB 40; PPL 23; IZP 17; IZP-neu 69
nach 2 Monaten:	pHB 7,41; PB 45; PPL 31; IZP 14; IZP-neu 67
nach 4 Monaten:	pHB 7,36; PB 45; PPL 25; IZP 20; IZP-neu 81

Sie kommt erneut nach knapp drei Jahren mit ihrem 3. Kind (3 Monate, leichte Neurodermitis).

Messergebnisse des Säure-Basen-Haushalts

zu Therapiebeginn:	pHB 7,49; PB 42; PPL 24; IZP 18; IZP-neu 71
nach 4 Wochen:	pHB 7,45; PB 40; PPL 24; IZP 16; IZP-neu 66

Die Mutter hat gestillt und machte bei der ersten Therapie folgende Bemerkung: „Wenn mein Urin wieder sauer ist, so hat mein Sohn wieder verstärkte Hautbeschwerden."

Auch bei der zweiten Therapie mit ihrem dritten Kind zeigte sich eine Verschlimmerung des Hautbilds des Kinds bei entsprechendem Absinken der Basenpuffer der Mutter. Die Mutter stillte erfreulicherweise auch jetzt wieder ihr Kind. Zum sofortigen Auffüllen der Basenpuffer erfolgte eine Baseninfusion.

Diese Tatsachen sind nach meiner Erfahrung bezeichnend für das gesamte Säure-Basen-Geschehen und deutlicher hätte die Mutter das biochemische Äquivalent nicht beschreiben können.

4.8.3 Cellulite-Behandlung

Als praktisches Beispiel sei noch ein Therapievorschlag zur Cellulite-Behandlung genannt:

Therapie zur Cellulite-Behandlung

- Entsäuern
  Basenmineralsalz in jeweiliger Tagesdosis eines Präparats, abends 300 mg Magnesium.
- Basenbad = Entsäuerungsbad
  Zweimal pro Woche eine Stunde baden mit Zusatz von ca. 100 g Natriumbicarbonat.
- Ernährung
  Reduktion von Zucker und tierischem Eiweiß bzw. Weglassen dieser Stoffe, Kartoffeltage, Obsttage, Fastentage.

4.9 Nerven- und Gemütskrankheiten

Der österreichische Psychiater und Nobelpreisträger von 1927 Julius Ritter von Wagner-Jauregg (1857–1940) hat Behandlungen der Paralyse mit überimpften Malariaerregern durchgeführt, um ein Heilfieber zu erzeugen. Er hat außerdem die günstige Wirkung von Abführmitteln auf den Verlauf von Krankheiten und die Prophylaxe derselben, auch bei Geisteskranken, systematisch erprobt. Durch seine Arbeiten kam er zu der Überzeugung, dass durch die Verabreichung einer entsprechenden Dosis von Calomel zur rechten Zeit gar manchem der Weg in die Anstalt erspart werden könnte. So gelang es ihm, psychisch schwer Erkrankte mittels sachgemäßer Anwendung von Calomel in kurzer Zeit wieder aus den Anstalten herauszuführen (Mayr 1951).

F.X. Mayr (1951) schildert in seinem Buch *Die verhängnisvollste Frage* den typischen Fall einer Melancholie: Patientin, 45, immer schon melancholisch verstimmt, seit dem Tod ihres Mannes jedoch noch niedergeschlagener. Mayr fand den Verdauungsapparat in einer trostlosen Verfassung vor. Nach einer Kur von einigen Wochen war die Patientin so lebenslustig, dass sie eine Reise in den Orient unternahm.

Dieser Fall steht auch in unserer Zeit für viele Patientenschicksale. Nicht immer oder nur sehr langwierig lassen sich psychische Krankheiten mit klassischen Psychopharmaka heilen. Andere Wege sind bei Friebel-Röhring und Hoffmann (2001) sowie Pfeiffer und Burgerstein (1999) beschrieben. Es erfordert allerdings sehr viel Überzeugungskraft, auch im Umfeld des Patienten, um eine kausale Heilung über die innere Reinigung eines Menschen zu erzielen.

4.9.1 Psychose

Fall

Gärtner, 27, Zwillingskind, pränatale Ateminsuffizienz, erfolglose stationäre und ambulante psychiatrische Behandlung, von Kopf bis Fuß humoralpathologische Kriterien für eine Übersäuerung, stechende Augen, grauschmutziges Hautkolorit, zu keiner normalen Reaktion fähig, fester Gaskotbauch nach Mayr-Diagnostik

Therapie: langwierige, aber erfolgreiche Behandlung durch Aderlässe, salinische Lösungen zur Darmreinigung, Elektrolytzufuhr, alkalische Medikamente, später auch Kolon-Hydro-Therapie

Messergebnisse des Säure-Basen-Haushalts und Laborwerte

zu Therapiebeginn:	pHB 7,60; PB 45; PPL 24; IZP 21; BE –4
	Hämatokrit von 60 %, Hämoglobin 20 g/dl

Dieser Fall zeigt, dass die klassische Heilmethodik einer chronischen Psychose mit frühkindlicher Hirnschädigung an eine therapeutische Grenze gelangt war. Durch eine Reinigung und natürliche Substitution von innen her gelang der Wiederaufbau bis zu einer gewissen Grenze. Wichtig ist die Interpretation des ersten Säure-Basen-Haushalts bei pathologisch erhöhtem Hämatokrit und Hämoglobin. Es liegt eine typische **larvierte schwergradige Azidose** durch die Pufferung mit Hämoglobinat vor.

4.9.2 Depressive Störungen

Die folgende Patientendarstellung ist für mich besonders tragisch, da bei der retrospektiven Betrachtung klar ersichtlich wurde, dass die Patientin nie aus ihrer intrazellulären Azidose herausgekommen ist. Besonders tragisch deshalb, da nach mehreren erfolglosen Selbstmordversuchen der letzte für die Patientin zur Erlösung führte.

Fall

Hausfrau, 40, chronisch depressiv, monatelange Zystitis

Therapie: Basenmischungen, Elektrolytzufuhr, Vollwerternährung

Messergebnisse des Säure-Basen-Haushalts

zu Therapiebeginn:	pHB 7,50; PB 38; PPL 21; IZP 17; BE –7
nach 2 Monaten:	pHB 7,52; PB 38; PPL 21; IZP 17; BE –7
nach 4 Monaten:	pHB 7,70; PB 45; PPL 25; IZP 20; BE –3
nach 10 Monaten:	pHB 7,50; PB 42; PPL 23; IZP 19; BE –5

Sicherlich ist bei diesem Fall neben dem Säure-Basen-Geschehen auch an eine genetische Belastung zu denken, die Erfahrung zeigt aber, dass eine Basen- und Elektrolytzufuhr ausgleichend wirken kann.

In vielen Fällen besteht neben der Krankheit der Seele eine körperliche Erkrankung, ein psycho-somatisches Problem im wahrsten Sinne des Worts. Es kann ein ständiger Herzdruck oder Herzrasen sein, Magenprobleme, aber auch schon Nieren- und Gallensteine in jungen Jahren. All diese Erkrankungen haben jedoch ihre Ursache in einer chronischen Übersäuerung oder zumindest in einer schwerwiegenden Lokalazidose.

Durch die Therapie mit Basenpulver, Mineralzufuhr und die Ernährungsumstellung im Sinne des Säure-Basen-Gleichgewichts verschwanden bei einer Patientin die Symptome

- depressives Erschöpfungssyndrom
- ständige Herzrhythmusstörungen
- Schlaflosigkeit

Fall

Angestellte, 50, „fühlt sich seit Wochen ausgelaugt, der ganze Körper brennt", Einnahme eines Johanniskrautpräparats
Therapie: regelmäßige Einnahme von Basenmineralien, besonders Kalium
Messergebnisse des Säure-Basen-Haushalts und Laborwerte

zu Therapiebeginn:	pHB 7,48; PB 41; PPL 26; IZP 15; IZP-neu 60; Kalium 3,6 mmol/l
nach 12 Monaten:	pHB 7,45; PB 43; PPL 27; IZP 16; IZP-neu 63; Kalium 3,9 mmol/l

Die Patientin nahm neben den Basenmineralien noch das Johanniskrautpräparat, hatte sich aber in ihrem seelischen Befinden sehr gut stabilisiert. Die körperlichen Missempfindungen waren vollständig abgeklungen.

Die enge Verzahnung von Psyche und Körper in Bezug auf den Säure-Basen-Haushalt verdeutlicht **Tab. 10**.

Tab. 10 Mögliche Einflussfaktoren auf die Säure- und Basenbildung im Organismus.

Säurebildner	Basenbildner
Aggressivität	Toleranz
Stress	Ruhe, Meditation
Frust	Lebensfreude
Grausamkeit	Spaß
Hass	Liebe
Intoleranz	Großzügigkeit
Lüge	Wahrheit
Maßlosigkeit	Demut
Sucht	Harmonie
Dunkelheit	Licht
Elektrosmog, Erdstrahlen	Naturerlebnis

Natürlich gibt es auch Patienten mit psychischen Veränderungen, seien es depressive Verstimmungen oder verstärkte Reizbarkeit bis hin zur Hysterie, die den Weg der Therapie im Säure-Basen-Gleichgewicht nicht gehen wollen oder aktuell nicht einsichtig sind. Dies ist immer wieder bedauerlich, da viele Patienten glücklich sind, aus der psychischen Säurestarre herausgekommen zu sein.

Oft besteht bei der klinischen Untersuchung der Verdacht auf eine Schilddrüsenfunktionsstörung, obwohl die Laborwerte normal sind. Es liegen verschiedene Fälle von Patientinnen vor, die dann eine deutliche intrazelluläre Azidose neben einem negativen BE aufwiesen.

4.9.3 Sympathikotonie

Auch die Verlegenheitsdiagnose **vegetative Dystonie** lässt sich fassbar mit einer Übersäuerung belegen. Die Wirksamkeit einer Entsäuerungstherapie wird verständlich, wenn man bedenkt, dass eine Verschiebung des Säure-Basen-Gleichgewichts in Richtung Übersäuerung stets auch eine Verschiebung im Gleichgewicht des vegetativen Nervensystems in Form einer Überfunktion des Sympathikus – eine Sympathikotonie – bedingt.

Krankheitsbilder der Sympathikotonie (Sanum 1988)

- spastische Engerstellung der Arterien mit Kreislaufstörungen und hypotonen Zuständen
- Neigung zu Hyperglykämie und diabetischen Stoffwechselregulationsstörungen – auch bei scheinbaren Nicht-Diabetikern
- Tendenz zu Hyperthyreose mit unklaren Tachykardien
- Karies
- Parodontose
- Osteoporose
- lymphatische Abwehrschwäche
- wiederholte Entzündungen
- Krampfbereitschaft
- Migräneanfälle
- spastische Kopfschmerzen

Entsprechend muss also eine kausale Therapie von Nerven- und Gemütskrankheiten mit einer Säureausleitung, einem Säureausgleich und einer intensiven Mineralstoffzufuhr eingeleitet werden. Nur in wenigen Fällen wird dann noch ein leichtes Psychopharmakon als „Krückstock" für eine gewisse Zeit notwendig sein.

Es ist auch bekannt, dass negative Gedanken säuern und positive Gedanken basisch ausgleichend wirken. Deshalb ist eine psychische Aufhellungsführung ebenfalls wichtig. Der Patient kann selbst entscheidend dazu beitragen, wenn er über die Zusammenhänge aufgeklärt wird.

4.10 Schwangerschaftserkrankungen

Vorherrschendes Kriterium eines gestörten Schwangerschaftsverlaufs ist die Emesis bzw. Hyperemesis gravidarum. Klassischerweise wird ein Antiemetikum verabreicht, den Frauen zu viel Ruhe geraten oder ein Diätplan zur Meidung bestimmter Speisen aufgestellt.

Im Lauf der Untersuchungen konnte ich an schwangeren Patientinnen mit diesen Beschwerden immer wieder einen gestörten Säure-Basen-Haushalt feststellen. Dieser zeigte sich nicht nur in der Minderung von PB und PPL, sondern auch im Auftreten einer intrazellulären Azidose.

Tab. 11 zeigt Messungen bei verschiedenen Patientinnen während der Schwangerschaft. Bei 15 Erstmessungen ist elfmal (73 %) der IZP erniedrigt, damit besteht ein erheblicher Mineralstoffmangel.

Tab. 11 Schwangerschaftsmessungen bei verschiedenen Patientinnen.

Patientin	pHB	PB	PPL	IZP	BE
A. I.	7,59	38	19	19	–9
B. P.	7,50	40	22	18	–6
G. I.	7,51	40	21	20	–8
G. A.	7,68	38	20	19	–9
H. M. Erstmessung	7,50	42	24	18	–4
nach 4 Monaten	7,45	41	21	20	–7
H. C.	7,44	39	21	19	–8
H. A.	7,42	44	21	23	–7
K. M.	7,51	40	22	18	–6
K. R.	7,60	40	21	19	–8
N. A.	7,45	38	22	16	–6
P. E.	7,46	34	19	15	–9
S. H.	7,60	41	21	21	–8
S. E.	7,45	35	20	16	–9
S. R.	7,43	40	18	22	–10
W. K.	7,50	42	22	22	–8

Bei der Patientin H. M. bestand eine Hyperemesis gravidarum, die sich durch eine Baseninfusion (Trägerlösung NaCl 8,4 % mit Zusatz von 100 ml Natriumbicarbonat 8,4 %) eindrucksvoll bessern ließ. Nach vier Monaten war dann nochmals eine Baseninfusion notwendig, anschließend bestand ein ungestörter Schwangerschaftsverlauf bis zur problemlosen Entbindung.

Teilweise wird in der Schwangerschaft eine respiratorische Alkalose festgestellt. Diese ist an einem pH-Wert von über 7,50 in **Tab. 11** ersichtlich. Bei diesen Fällen liegen allerdings immer ein negativer BE und meist eine intrazelluläre Azidose vor.

4.10.1 Mineralstoffmangel

Der Volksmund sagt: „Jede Schwangerschaft kostet die Frau einen Zahn." Ganz so wörtlich ist dies wohl nicht zu verstehen, aber der kindliche Bedarf für eine gesunde Entwicklung entspricht annähernd der Calciummenge eines Zahns. Daher ist es sehr wichtig, während der Schwangerschaft genügend Mineralstoffe zuzuführen (s. S. 105). So lassen sich nicht nur Mangelzustände der Schwangeren, sondern zugleich präventiv Krankheiten der Neugeborenen und heranwachsenden Kinder vermeiden, die nach meiner Beobachtung als Mangelsyndrom zu deuten sind, wie z. B. Hautkrankheiten und allergische Schwächen. Sicherlich spielen in diesen Fällen außerdem genetische Faktoren eine Rolle. Bei einer Anamnese zeigt sich allerdings häufig eine „Urschwäche" in Form eines embryonalen Mineralstoffmangels.

4.10.2 Vaginale Säuremessung

Interessant ist die Feststellung von Prof. Erich Saling auf dem 14. Deutschen Kongress für perinatale Medizin, dass durch rechtzeitige vaginale pH-Messungen eine Frühgeburt verhindert werden kann (Dudenhausen u. Saling 1990). Sinkt der pH-Wert unter 4,5, so kann es zur Keimaszension als häufigste Ursache für eine ungewollte, vorzeitige Schwangerschaftsbeendigung kommen. Für diesen Zweck kann die einfache Mess-Sonde verwendet werden, die auch zur Bestimmung des Säure-Basen-Haushalts dient.

4.11 Krankheitsfälle bei Kindern

Um die schwerwiegende Übersäuerung bereits im Kindesalter aufzuzeigen, ist diesen Krankheitsfällen ein eigenes Kapitel gewidmet. Prinzipiell sind die zugrundeliegenden Mechanismen aber auch auf Erwachsene übertragbar.

4.11.1 Entzündliche Prozesse

Fall

Mädchen, 6, mit zwei Jahren Bronchitis, danach bei fehlender Toxinausleitung erstmalig Arthritis im linken Knie mit Übergang in rheumatoide Arthritis

Therapie: Basenpulver, Beachtung der Ernährungsweise, Colibiogen, nur im Notfall Diclofenac
Messergebnisse des Säure-Basen-Haushalts
zu Therapiebeginn: pHB 7,44; PB 42; PPL 22; IZP 20; BE –6
nach 6 Wochen: pHB 7,44; PB 39; PPL 21; IZP 18; BE –7

Zum Zeitpunkt der Erstmessung bestand zwar eine leichte, chronische Schwellung des Knies, jedoch keine Schmerzhaftigkeit. Die Schwellung war trotz der verschiedenen Therapeutika stärker geworden und ging nicht zurück, erst eine Punktion brachte Besserung. Die Zunahme der Entzündung zeigt sich in der Abnahme von PB und IZP.

Dieser Fall bestätigt die allgemeine Erfahrung, dass entzündliche Prozesse immer mit sauren Stoffwechselvorgängen einhergehen. Dies bedeutet, dass nicht nur eine lokale Behandlung erfolgen sollte, sondern ganzheitlich der Säure-Basen-Haushalt in die Therapie einbezogen werden muss.

4.11.2 Magen- und Darmerkrankungen

Ein 11-jähriger Junge klagte schon länger über rezidivierende Bauchschmerzen. Eine Appendektomie brachte keine Besserung dieser Beschwerden. Nach der Diagnostik von F.X. Mayr lag hier ein kindlicher Gaskotbauch vor als Zeichen einer chronischen Enterokolitis. In einem fast identischen Fall wies F.X. Mayr (1951) schon 1920 „auf den großen Bauch als Quelle der Säure im Blut hin" und erklärte: „Der Bauch ist nicht groß, weil er voll Fett ist, sondern voll von dem zuviel genossenen Obst, Gemüse und den Mehl- und Milchspeisen, die da selbst vergären."

Bei einem Mädchen zeigte die Diagnostik nach Mayr ein festes entzündliches Dünndarmpaket mit einer Belastung der Galle und des Dickdarms. Die Messung des Säure-Basen-Haushalts demonstrierte erniedrigte Blut- und Plasmapuffer und deckte eine intrazelluläre Azidose auf.

Ein 13-jähriger Junge fiel schon länger wegen einer ausgeprägten Säurezunge mit Einrissen und Hyperhidrosis der Hände auf. Die Messergebnisse ergaben jedoch keine direkten Hinweise für eine akute Azidose. Schon bei einem Säugling von sechs Monaten konnte eine Säurezunge beobachtet werden, wobei in diesem Fall eine Übertragung aus der Schwangerschaft diskutiert werden muss, da die Mutter in der Schwangerschaft erhebliche Säurebeschwerden hatte.

4.11.3 Neurodermitis und Asthma bronchiale

Häufig treten die „Wechselkrankheiten" Neurodermitis und Asthma bronchiale nacheinander auf. Die Messungen ergeben meist eindeutige Ergebnisse: Verminderung der Blut- und Plasmapufferkapazität und intrazelluläre Azidose. Durch die entsprechende zusätzliche Basenbehandlung erfolgt meist in kurzer Zeit eine Besserung des bis dahin therapieresistenten Krankheitsbilds.

4.11.4 Herzrhythmusstörungen

Fall

Mädchen, 13, Z. n. Herzoperation als Säugling wegen Transposition der großen Gefäße, jetzt Sick-Sinus-Syndrom mit dauernden Rhythmusstörungen, häufige stationäre Behandlung mit Elektroschocks in Narkose
Therapie: Basen- und Mineraltabletten
Messergebnisse des Säure-Basen-Haushalts und Laborwerte

zu Therapiebeginn:	pHB 7,37; PB 39; PPL 21; IZP 18; BE –7 BKS 12/26; Hb 14,5 g/dl; Leuko 11500; Quick 38 %; Gamma-GT 30 U/L; GOT 18 U/L; GPT 14 U/L
nach 5 Wochen:	pHB 7,45; PB 43; PPL 21; IZP 22; BE–7

Das Mädchen kommt wegen multipler Hämatombildung an beiden Beinen durch Zufall in meine Behandlung. Durch die Behandlung ergab sich eine Verbesserung von PB und IZP. In der weiteren Beobachtungszeit traten keine Rhythmusstörungen mehr auf. Diätetisch wurden dem Mädchen Gebäck und Süßigkeiten verboten, die sie vorher reichlich genascht hatte.

4.11.5 Windeldermatitis

Auch die Windeldermatitis der Säuglinge und Kleinkinder lässt sich auf eine Übersäuerung zurückführen, allein schon am säurescharfen Stuhl und daraus resultierenden Entzündungen zu diagnostizieren. Die Gabe von Basica oder kleiner Bicarbonatklistiere helfen schneller als dauerndes Salbenauftragen.

4.11.6 Fieberzustände

Auch Fieberzustände bei Kindern bekommt man wesentlich schneller und nachhaltiger in den Griff, wenn so rasch wie möglich kausal im Sinne der Entsäuerung vorgegangen wird.

Empfehlung bei fieberhaften Erkrankungen von Kindern

- Trinken von F. X. Passagesalz zur Darmreinigung
- Baseneinläufe
- Trinken von verdünnten Gemüsesäften oder Basenbrühe
- Kräutertees: Kamille, Fenchel
- Gabe von Basica
- zum Aufbau Kartoffel- und Gemüsegerichte
- strenges Verbot von Zuckerlimonaden

4.11.7 Erbrechen

Das Erbrechen von Kindern nach verschiedenen Festen, auf denen übermäßig viele saure Speisen (Würstchen, Eis, Limonade, Schokolade) verzehrt wurden, ist ein **Notventil** des Körpers, um sich so rasch wie möglich seiner Säuremengen zu entledigen.

4.11.8 Hyperaktivität

Ebenso ist die Hyperaktivität der Kinder, die im modernen Sprachgebrauch mit verschiedenen Namen belegt wird (hyperkinetisches Syndrom, minimale zerebrale Dysfunktion, Aufmerksamkeitsdefizitstörung, Lernstörung, Verhaltensstörung), vorwiegend auf eine generelle Übersäuerung zurückzuführen. Bei diesen Kindern mag eine gewisse zerebrale Schwäche aus verschiedenen Gründen vorliegen, nach meiner Erfahrung ist aber der alleinige Auslöser die Übersäuerung, deren Ursache in den meisten Fällen durch eine Dysbiose und chronische Entzündung im Darmbereich zu suchen ist. Diese Meinung vertritt auch Hallermann (1990) in seinem Artikel *Der moderne Zappelphilipp*. Durch Rückführung der Kinder aus der Übersäuerung und eine entsprechende kausale Darmbehandlung nach F.X. Mayr lassen sich rasch Erfolge erzielen.

4.12 Durchblutungsstörungen

Voruntersuchungen haben aufgezeigt, dass bei den peripheren Durchblutungsstörungen in den meisten Fällen erhebliche metabolische Azidosen vorliegen. Meist besteht zusätzlich ein Diabetes mellitus mit der Komplikation Ketoazidose.

Fall

Rentner, 76, Hypertonie, Diabetes mellitus, Z. n. Unterschenkelamputation rechts wegen diabetischer Angiopathie vor fünf Jahren, Niereninsuffizienz I. Grads, Hyperurikämie, Fettleber, schwere Angiopathie des linken Beins
Therapie: Basentabletten, Allopurinol, homöopathische Nierenanregung
Messergebnisse des Säure-Basen-Haushalts und Laborwerte
zu Therapiebeginn: fast ständige intrazelluläre Azidose (IZP bis zu 15)
Hyperurikämie 6–10 mg/dl; Kreatinin 1,5–2 mg/dl; Harnstoff 100–150 mg/dl

Zu Beginn der Behandlung wurden verschiedene Möglichkeiten der Ozon-Sauerstoff-Behandlung (großes Eigenblut, Beutelbegasung, intraarterielle Injektionen) eingesetzt. Innerhalb von vier Wochen waren die Schmerzen beseitigt und es erfolgte eine merkliche Ausheilung. Nach einem Monat wurde das Endglied der zweiten Zehe amputiert, dann auch das Grundglied. Bereits nach zwei Monaten war das Bein rosig und abgeheilt. Der Patient war über die Jahre völlig schmerzfrei und konnte sich mit einer neuen Prothese selbst versorgen.

Ausgehend von den Feststellungen von Wendt (1996) und Kern (1983), dass die Durchblutungsstörungen im pathophysiologischen Sinne Übersäuerungszustände sind, habe ich aufgrund der allgemeinen positiven Erfahrungen versucht, Natriumbicarbonat direkt zur Pufferung in diese Zonen zu bringen, also intraarteriell zu injizieren (s. S. 118). Inzwischen liegen sehr gute bis befriedigende Ergebnisse vor. Retrospektiv betrachtet, muss man das Ergebnis „befriedigend" auf eine Unterdosierung zurückführen.

Eine Fallstudie soll die Besonderheit der neuen Technik veranschaulichen:

Fall

Rentner, ehemaliger Bergmann, 77, schwere arterielle Durchblutungsstörungen beider Beine, beide Füße grau-zyanotisch, periphere Pulse nicht tastbar; Zuweisung durch einen Kollegen, da klassische Therapie ausgereizt

Therapie: Injektion mit 4 ml Procain 1 % und 5 ml Natriumbicarbonat 8,4 %, im weiteren Verlauf mit Zusatz eines Ozon-Sauerstoff-Gemischs entsprechend den Richtlinien der Ärztlichen Gesellschaft für Ozon-Anwendung in Prävention und Therapie

Bereits nach der ersten Injektion mit 4 ml Procain 1 % und 5 ml Natriumbicarbonat 8,4 % kam es zu einer rosigen Färbung fast des ganzen Fußes und der Schmerz ließ deutlich nach. Bei den weiteren Injektionen erfolgte der Zusatz eines Ozon-Sauerstoff-Gemischs entsprechend den Richtlinien der Ärztlichen Gesellschaft für Ozon-Anwendung in Prävention und Therapie. Dadurch ergab sich eine Wirkungssteigerung. Nach jeweils fünf Injektionen in beide Femoralarterien war der Patient völlig schmerzfrei, die Hautfärbung blieb gut und die Zehennägel, die vorher völlig atrophisch waren, zeigten neues Wachstum. Eine Wegstrecke von 1 km bei langsamem Gehen war jetzt wieder möglich.

Bei der Behandlung eines chronisch-venösen Stauungssyndroms im Unterschenkel war noch während und nach der Injektion eine feine Fältelung der Haut als Zeichen der Rückläufigkeit der Stauung zu beobachten. Bei der nächsten Behandlung war das Bein wesentlich dünner und heller.

Bei einem ausgeprägten Dekubitus an einem Fuß, entstanden nach Apoplex, gab es ernsthafte Überlegungen zur Amputation, da die bisherige lokale Therapie insuffizient war. Die Injektionstherapie mit Natriumbicarbonat führte jedoch zum raschen Verkleinern der beiden Dekubitalgeschwüre und zum baldigen gänzlichen Abheilen. Dieses Beispiel war für mich selbst völlig unerwartet und überraschend in der Wirkung. Dadurch bewahrheiteten sich die Feststellungen von Wendt (1996) und Kern (1984), dass in Gebieten schmerzhafter Durchblutungsstörung und Ödembildung lokale Übersäuerungszustände vorliegen.

Die vorgestellten Fälle stehen für viele Patienten, die ich in den letzten Jahren aufgrund dieser Erfahrungen behandeln konnte.

4.13 Sportmedizin

Schon 1985 hieß es in einer Pressemitteilung, die deutsche Fußballnationalmannschaft zähle wieder. Eine neue Trainingsmethode sei übernommen worden: Dabei handelte es sich um ein laktatgesteuertes Training.

Am 10. April 1987 starb die Sportlerin Birgit Dressel. Eine große Diskussion entbrannte bei ihrem Tod um die Schuldfrage. War die Sportmedizin schuld oder die Allgemeinmedizin? Es ging damals um die Gabe von schmerzlindernden Medikamenten, die einen körperlichen Zusammenbruch einleiteten.

Beim Betrachten von Fußballspielen fällt auf, wie unterschiedlich die Leistungen sonst hochbezahlter Spieler sein können. An einem zu geringen Trainingspensum dürfte dies bei Profisportlern sicher nicht liegen. Oft sind Leistungseinbußen darin begründet, dass nach einem vorangegangenen Spiel die Leistungsreserven nicht aufgefüllt werden konnten. Bekanntlich ergibt sich das Leistungslimit eines Sportlers oder Sporttreibenden durch die Laktatbildung bei der anaeroben Glykolyse. Grundlage für eine hohe Laktatpufferung ist zum einen natürlich ein guter Trainingszustand, zum anderen ein genügend hoher Basenpuffer im Gewebe bzw. Blut. Der

Basenpuffer kann physiologisch durch Basenpräparate ausgeglichen werden. Daneben ist eine ausgeglichene Ernährung von grundlegender Wichtigkeit, nicht umsonst verlangt der Trainer einer Bundesligamannschaft eine „Ganztagsbetreuung" seiner Spieler – einschließlich eines ernährungsbewussten Mittagessens, da er den Kochkünsten der Spielerfrauen nicht vertraut.

4.13.1 Leistungskraft

Wichtige **Grundvoraussetzungen** für eine hohe aerobe muskuläre Leistungskraft und damit sportliche Erfolge sind nach Ziegler (1995)

- vergrößerte zelluläre Energiedepots (Glykogen, Triglyzeride),
- gesteigertes Sauerstoffangebot an die arbeitende Muskelzelle durch erhöhte Bindungs- und Transportkapazität in Verbindung mit verbesserter muskulärer Kollateralisierung und Kapillarisierung,
- Vermehrung und Vergrößerung der Zahl der Mitochondrien und deren Leistungsfähigkeit,
- leistungsfähige Pufferkapazität im Blut und zusätzlich beschleunigte Laktatwiederverstoffwechselung und -ausscheidung.

Besonders der letzte Punkt ist bei sportlichen Anstrengungen entscheidend. Das bei der aeroben Oxidation von Kohlenhydraten und Fettsäuren gebildete Kohlendioxid gelangt von der Muskulatur in die Erythrozyten. Dort wird es über die Carboanhydrase zu Kohlensäure metabolisiert. Bei der **anaeroben Glykolyse**, die sofort bei Sauerstoffmangel eintritt, aber entscheidend energieärmer ist, fällt Milchsäure an. Sie ist eine stärkere Säure als die Kohlensäure und belastet daher die körpereigenen Pufferreserven wesentlich mehr. In der Folge werden die anfallenden Protonen passiv im Austausch gegen Natrium in den extrazellulären Raum verschoben. Der entstehende Natriumüberschuss in der Zelle muss über einen aktiven, energieverbrauchenden Transport ausgeglichen werden, um ein Zellödem zu verhindern. Hohe Blutlaktatspiegel gehen allerdings immer mit einer erniedrigten Natriumbicarbonat-Konzentration einher (Diefenbach 1998).

Durch das relative Zellödem und die intrazelluläre Azidose kommt es zu einer Verminderung der Zell-Leistung, da Phosphat, das zur ATP-Synthese benötigt wird, sowie ATP und ADP bei niedrigem pH-Wert Protonen aufnehmen und in der protonierten Form als kompetitive Hemmstoffe der Phosphorylierung wirken. Die Ladungsänderung an den Proteinen führt außerdem zu einer Beeinträchtigung der Funktion von Strukturproteinen. Deshalb wird in einem übersäuerten Muskel bei peripherer Ermüdung (= Übersäuerung) nicht nur die Leistung sinken, auch die Gefahr von Mikrotraumen wird zunehmen.

4.13.2 Leistungssteigerung

Aus diesem Grund wurde schon früher eine Erhöhung der Pufferkapazitäten angestrebt, um körperliche Leistungssteigerungen erreichen zu können. Schon Denning (1931) beschrieb den Versuch, eine Leistungssteigerung durch die Einnahme einer Mischung aus Natriumcitrat, Natriumbicarbonat und Kaliumcitrat zu erreichen. Die höchste Leistungssteigerung beim **Dauerlauf** zeigte sich bei zwei- bis dreimaliger täglicher Dosierung, beginnend zwei Tage vor der sportlichen Höchstleistung. Ab dem dritten Tag nahm die Leistungskurve wieder ab.

Bei **kurzdauernden sportlichen Leistungen** hat sich die Einnahme von Natriumbicarbonat oder Natriumcitrat von 0,2 g/kg Körpergewicht bewährt, d. h. bei einem Gewicht von 75 kg werden 15 g des Basenpuffers verabreicht. Dies kann im Einzelfall ein Einnahmeproblem darstellen.

Nach unseren Erfahrungen mit Sportlern oder Patienten wird diese Menge, aufgeteilt auf drei Tagesdosen, jedoch problemlos toleriert. Augenfällig ist, dass durch eine hohe Einnahme von Natriumbicarbonat vor einer sportlichen Tätigkeit der pH-Wert bis auf 7,6 ansteigen kann, nach der Tätigkeit durch die Michsäureanflutung ein Absinken bis auf 7,2 möglich ist.

Nach Diefenbach (1996) wurde bei Sportlern auch eine **Komplexverbindung** aus Kalium, Eisen, Phosphat und Citrat getestet. Diese Mischung ist primär als Lebermittel bekannt. Dabei werden im alkalisch eingestellten Dünndarm Citrat und Phosphat im Austausch gegen stärkere Basen (z. B. OH^--Ionen oder Ammoniak) freigesetzt und damit positive Wirkungen auf die endogene Pufferkapazität erreicht.

Durch die Komplexierung von endogen entstandenem Ammoniak wird der Natriumbicarbonatverbrauch der Leber reduziert, da dieser Ammoniak nicht mehr für die Harnstoffsynthese zur Verfügung steht. Das enteral resorbierte Citrat wird zu Kohlendioxid und Natriumbicarbonat verstoffwechselt. Der damit einhergehende Verbrauch an H^+-Ionen führt zu einem intra- und extrazellulären Anstieg des pH-Werts. Das ebenfalls aus dem Komplex freigesetzte und enteral resorbierte Phosphat hat mit einem pH-Wert von 7,2 ideale Puffereigenschaften im Bereich des physiologischen pH-Werts. Insgesamt wird keine direkte Alkalisierung (Anhebung des pH-Werts) erreicht, sondern nur eine Auffüllung der körpereigenen basischen Pufferkapazitäten.

Fall

Triathlet, 38, Leistungsprobleme, Schmerzen der unteren Lendenwirbelsäule
Therapie: Basenpulver, Brottrunk und Sportkraftriegel von Kanne, einmal am Tag kurz aufgekochter Hafer-Dinkel-Brei, Ernährungsumstellung hin zu Kartoffeln und Gemüse
Messergebnisse des Säure-Basen-Haushalts

zu Therapiebeginn:	pHB 7,60; PB 42; PPL 23; IZP 19; BE –5
nach 5 Wochen:	pHB 7,45; PB 48; PPL 25; IZP 23; BE –3

Die Kontrollwerte zeigen eine Normalisierung bzw. gute Besserung, der Sportler hat den nächsten Marathonlauf bestens überstanden und keine weiteren Leistungsprobleme.

Das Beispiel zeigt, wie durch die einfache biochemische Führung eine physiologische Leistungssteigerung möglich ist und entspricht einem physiologischen Doping. Im Wettkampf, vor allem bei einer längerdauernden Belastung, kann es durch die Puffermöglichkeit nicht zu einer übermäßigen Milchsäureanhäufung und dadurch zu einem oft unklaren Zusammenbruch kommen. Außerdem trägt die Bicarbonatgabe vor einem Wettkampf zu einer physiologischen Beruhigung bei, die mentale Vorbereitung wird dadurch sogar noch gesteigert. Die Motivation für den Wettkampf bleibt davon unbeeinflusst (Mickiewicz 1994).

Der **Cooper-Test** dient zur Erfassung bzw. Überprüfung der läuferischen Ausdauer. Dabei wird bei einem Lauf von zwölf Minuten die in dieser Zeit zurückgelegte Strecke ermittelt. Bei einer Fußballmannschaft aus der Bayernliga konnte ich vor dem ersten Cooper-Test die Laktatwerte messen. Den Sportlern wurde angeboten, Basenmineralien in einer üblichen Standarddosierung einzunehmen. Nach drei Monaten erfolgte der erneute Cooper-Test. Neben einer Verbesserung der Laufstrecken war eine Verbesserung der Laktatwerte aller elf Spieler festzustellen:

- durchschnittlicher Anfangslaktatwert 10,3 mmol/l
- durchschnittlicher Kontrollwert 7,7 mmol/l

Durch die Gabe von Basenmineralien konnte somit eine Leistungssteigerung von ca. 25 % erreicht werden.

4.13.3 Erschöpfungsreaktion

Übertriebener Sport kann auch in einer Erschöpfungsreaktion (= Übersäuerungsreaktion) enden.

Fall

Trainer von Hochleistungssportlern, selbst sportlich aktiv, völlig erschöpft und leistungsschwach
Therapie: Basen- und Vitamininfusionen, orale Pufferung, mentale Umstellung
Messergebnisse des Säure-Basen-Haushalts und Laborwerte

zu Therapiebeginn:	pHB 7,44; PB 43; PPL 28; IZP 15; IZP-neu 63; Sander-Test 58 %
nach 9 Monaten:	pHB 7,48; PB 45; PPL 25; IZP 20; IZP-neu 73

Dies ist ein Beispiel für viele Sportler mit einer plötzlich auftretenden unerklärlich schwachen Leistung. Hier wirkt langfristig nur eine dauerhafte Pufferung und mentale Betreuung unterstützend. Außerdem muss der ständige Sympathikotonus seinen Ausgleich im nächtlichen Parasympathikotonus finden.

Mickiewicz (1994) hat nach den Erfahrungen von Denning (1931) herauszufinden versucht, wie sich eine Alkalisierung vor körperlicher Belastung auf die Gesamtleistung bei Intervallbelastungen unterschiedlicher Intensität auswirkt. Dazu nahmen 15 Leistungsjudoka (8 Senioren, 7 Junioren) jeweils vor einer 90-minütigen Fahrrad-Ergometer-Belastung einmal **Natriumcitrat** und drei Tage später ein Placebo ein. Die Senioren belasteten sich in beiden Tests abwechselnd jeweils 30 Sekunden lang bei 130 % bzw. 30 % der maximalen Sauerstoffaufnahme (VO_2 max) bis zur Erschöpfung (Übung A), die Junioren belasteten sich über 5 Minuten abwechselnd 10 Sekunden lang maximal und 20 Sekunden lang bei 30 % VO_2 max (Übung B).

Die nach der Citratgabe erbrachte Gesamtarbeitsleistung in Übung A lag um 18 % höher als nach der Gabe des Placebos. In Übung B zeigten sich keine signifikanten Unterschiede. Die Alkalisation beeinflusste weder die nach der Belastung gemessenen Blutlaktat- und pH-Werte noch das Basendefizit.

Dies bedeutet, dass auch bei Intervallbelastungen, die durch hohe Azidosen zur Erschöpfung führen, eine Alkalisierung vor der Belastung zu einer Leistungssteigerung führen kann.

Treten Wadenkrämpfe und frühzeitige Erschöpfung bei Sportlern auf, so kann eigentlich nur ungenügend auf die bewusste Einnahme von Basenmineralien in der Trainingsphase geachtet worden sein.

Das Leistungslimit ergibt sich aus der Pufferkapazität, d. h. bei einer körperlichen Anstrengung kann nur eine bestimmte Menge Muskelmilchsäure vorübergehend gepuffert werden. Wird die Pufferkapazität überschritten, muss es zu einem plötzlichen biochemisch bedingten Zusammenbruch kommen.

4.14 Zahnerkrankungen

Erkrankungen der Zähne und der Mundhöhle sind

- allgemeine Zahndegeneration
- Karies
- Parodontose

Bedeutsam ist bereits die Funktion des Speichels. Dieser soll zwischen den Mahlzeiten basisch sein, da das Ferment Ptyalin im basischen Bereich wirksam ist. Nur der basische Speichel kann Zähne und Zahnfleisch gegen Säureschäden schützen. Der saure Speichel stellt neben dem weit verbreiteten Verzehr von Süßigkeiten eine Mitursache des allgemeinen Zahnverfalls dar.

4.14.1 Zahndegeneration

Die allgemeine Zahndegeneration muss in der Gesamtschau des Säure-Basen-Gleichgewichts gesehen werden. Es wurde bereits erwähnt, dass eine Schwangerschaft die Mutter symbolisch oder auch real einen Zahn kosten kann (s. S. 86). In diesem Fall ist es die Calciummenge, die sich ein Kind von der Mutter holt. Außerhalb einer Schwangerschaft ist es das Pufferungsproblem der Säuren, die durch die Ernährung, besonders durch das Eiweiß, in den Körper gelangen oder durch Gärung gebildet werden. Diese Säuren gelangen ins Blut und werden durch vorhandene Pufferreserven neutralisiert, bei Mangel müssen Basen aus dem Körper mobilisiert werden. Diese Basen werden aus Geweben, Organen, Knochen, Bandscheiben und eben Zähnen abgezogen, die dadurch brüchig werden.

Eine interessante Arbeit von Milosevic (1997) untersuchte die Zahnschmelzerosionen durch die verschiedenen Sportdrinks. Der kritische pH-Wert für die säureabhängige Demineralisation von Zahnschmelz liegt bei 5,5. Alle untersuchten Elektrolytgetränke unterschritten diese Grenze. Teilweise wurde bei einzelnen Getränken durch Titration mit 0,1-molarer Natronlauge ein hohes erosives Potenzial festgestellt.

4.14.2 Karies

Karies ist nach Schöttl (1989) kein reines Putzproblem, wie es im Allgemeinen dargestellt wird. Er sieht folgende **Kausalfaktoren:**

- Säureüberschuss im Organismus
- gestörtes Mundmilieu mit falschem pH-Wert und Dysbiose
- eine mögliche Organbelastung über den energetischen Weg der Meridiane als chronischer Locus minoris resistentiae
- die örtliche, „mechanisch-chemische Entstehung“ der Karies
- Bakterien nicht Ursache, sondern Folge der Milieuänderung

Schöttl (1989) diskutiert auch die **mechanische Zahnreinigung**. Eine vernünftige, mechanische Reinigung mit Zahnbürste, Zahnseide und Munddusche ist notwendig. Der Nutzen und Schaden der verschiedenen chemischen Mittel (Zahncreme oder Mundwasser) sei an dieser Stelle nicht besprochen. Dazu nur so viel: Möglicherweise entsteht durch die Zerstörung der Bakterienflora (nicht nur des Munds) mehr Schaden, als dass eine Reinigung nützt, d.h. der Zerstörung entgegenwirken kann.

4.14.3 Parodontose

Die Parodontose ist nach Wendt (1996) eine Eiweißspeicherkrankheit des Zahnfleischinterstitiums. Das krankhaft verdickte Interstitium des Zahnfleischs staut den Nährstoffstrom und behindert die Zellernährung. Dadurch erleiden die Zellen der Kiefer einen Nährstoff-, Wasser- und Sauerstoffmangel. Zudem wird der Schlackenabstrom der Zellen im verengten Interstitium gestaut. Da die Stoffwechselschlacken meist sauer sind, entwickelt sich eine Azidose. Durch diese verliert das Kollagen seine Elastizität, es wird spröde und brüchig. Da beim Kauakt enorme Kräfte auf die Zähne und den Halteapparat einwirken, entstehen im veränderten Kollagen Mikrorisse und es kommt zur allmählichen Lockerung der Zahnwurzel.

Zwei Formen sind nach Wendt (1996) zu unterscheiden:

- Die relativ gutartig und langsam verlaufende **Parodontose** bei übergewichtigen Patienten nach dem 40. Lebensjahr. Da diese Form durch Eiweißüberernährung entstanden ist, kann sie auch durch Eiweißfasten und Alkalitherapie geheilt werden.
- Die bösartige, schneller und schwerer verlaufende **Parodontitis** ist hingegen eine Antigenopathie. Hier ist die Ursache eine Antigenämie. Diese Form trat bis jetzt meist beim Typ-I-Diabetiker auf, der noch mit Fremdinsulin behandelt wurde. Es können aber auch andere Eiweißstoffe als Antigene wirken.

4.14.4 Amalgamausleitung

Auf das Problem der Zahnmetalle und der Metallbelastung im Allgemeinen hat Heinitz (1996) in seiner Arbeit hingewiesen und trifft die entscheidende Aussage: „Bilanzstudien mit gesunden Probanden über die renale Ausscheidung ausgewählter Mineralstoffe zeigten im Basenüberschuss eine signifikante Mehrausscheidung toxischer Elemente wie Blei und Cadmium.“ In diesem Zusammenhang darf auf die Untersuchung von Perry (1959) hingewiesen werden. **Tab. 12** zeigt die renale Kationenausscheidung über den Harn unter sauren bzw. basischen Bedingungen.

Tab. 12 Renale Kationenausscheidung in µg/l Harn unter azidogener bzw. alkalisierender Kost.

Mittelwert (48 Std.)	Cadmiun (Cd)	Mangan (Mn)	Blei (Pb)	Molybdän (Mo)	Zinn (Sn)
pH-Wert 4,5	13,3	21,5	21,9	8,1	9,5
pH-Wert 7,5	18,5	19,9	43,5	21,5	35,0

Ein besonderes Problem stellt die Amalgamausleitung dar, das weder unter- noch überbewertet werden sollte. Amalgam ist unbestritten eine **Schwermetallbelastung**, wobei sich krankhafte Veränderungen häufig aus der Menge aller Belastungen, die bereits im Körper vorhanden sind, ergeben. Nichtsdestotrotz muss sachlich erwähnt werden, dass bei verschiedenen chronischen Erkrankungen nicht vorhergesagt werden kann, ob sich diese Krankheiten nach einer Amalgamentfernung tatsächlich abmildern oder auflösen. Ich persönlich konnte im Laufe der Jahre an verschiedenen Patienten, vor allem Patientinnen, sehr schwerwiegende Nachteile einer Amalgamausleitung beobachten.

Fall

Verkäuferin, 51, Kreislaufkollaps nach Amalgamausleitung, nach Amalgamentfernungen immer schwächer

Therapie: initiale Therapie mit Mineral- und Vitamininfusionen, oral besonders Kalium und ein Elektrolytgemisch

Messergebnisse des Säure-Basen-Haushalts und Laborwerte

zu Therapiebeginn:	pHB 7,48; PB 43; PPL 25; IZP 18; IZP-neu 71; Kalium 3,5 mmol/l
nach 2 Monaten:	pHB 7,52; PB 45; PPL 25; IZP 20; IZP-neu 82; Kalium 3,6 mmol/l
nach 7 Monaten:	pHB 7,46; PB 43; PPL 25; IZP 18; IZP-neu 66; Kalium 3,9 mmol/l

Die Patientin fühlte sich zunehmend besser, der Allgemeinzustand stabilisierte sich. Die absolute Größe der Puffer war dabei nicht entscheidend für das Befinden. Dieses Beispiel zeigt eindrucksvoll das Wechselspiel zwischen basischer Pufferaufnahme ins Blut, Pufferabgabe in die Gewebe, Aufnahme von Säuren ins Blut und damit verbunden das erneute Absinken der Puffer.

Fall

Arzthelferin, 34, jahrelange multiple Organbeschwerden, vor vier Jahren Amalgamausleitung, fünfmal Gabe von Dimaval, keinerlei Besserung

Therapie: Basenmineralsalze, Schüssler-Salze, Komplexentgiftungsmittel

Messergebnisse des Säure-Basen-Haushalts

zu Therapiebeginn:	pHB 7,45; PB 40; PPL 26; IZP 14; IZP-neu 67
nach 3 Monaten:	pHB 7,47; PB 47; PPL 26; IZP 21; IZP-neu 79

Bei der zweiten Behandlung hatte sich der Allgemeinzustand der Patientin stabilisiert.

Diese beiden Fallbeispiele und die Behandlung zahlreicher Zahnmetallpatienten haben die unbedingte Notwendigkeit aufgezeigt, bei einer Amalgamentfernung den Mineralschutzschild im Mundraum herzustellen bzw. aufrechtzuerhalten.

Cave Eine Amalgamentfernung bzw. forcierte Metallausleitung sollte nur bei alkalischem Stoffwechsel erfolgen.

4.15 Veränderungen bei Vollwerternährung und Fastenkuren

In den folgenden Abschnitten sollen die Veränderungen des Säure-Basen-Haushalts im Zusammenhang mit der Vollwerternährung und dem Fasten aufgezeigt und erläutert werden.

4.15.1 Vollwerternährung

Schon vor Jahrzehnten ging die Bewegung „Zurück zur Natur" durch das Land. In unserer Zeit ist die erneute Besinnung auf die Natürlichkeit im Kontext der gesamten Umweltproblematik notwendiger denn je. Dabei wird unter natürlicher Ernährung vorwiegend der Verzehr von Körnergerichten und -produkten verstanden. Die Vollwerternährung hat bereits ihren festen Platz in der Ernährungsmedizin (von Körber et al. 2004).

Aus medizinischer Sicht ist Vollwerternährung noch lange nicht mit totaler Gesundheit gleichzusetzen. Viele klagen darüber, dass nach einer Ernährungsumstellung ein andauerndes Völlegefühl besteht und wenden sich wieder von der „Körnerkost" ab.

Zur Begriffsbestimmung: Vollwerternährung ist nicht allein der Verzehr von Vollkornprodukten, also von Erzeugnissen aus dem ganzen, vollen Korn. Es gehören dazu auch Gemüse, Milchprodukte sowie Fleisch in geringen Mengen. Nur wird landläufig oft der Begriff Vollwert = Vollkorn gesetzt und führt zwangsläufig zu Irrtümern.

Vollkornprodukte sind den sauren Lebensmitteln zuzuordnen. Zwar vermögen die enthaltenen Mineralstoffe gegenüber dem Weißmehl (= Auszugsmehl) einiges auszugleichen, aber eine reine Vollkornernährung ohne basischen Ausgleich ist nicht ratsam, wie die folgenden Beispiele aus der Praxis zeigen.

Fall

Patientin, 48, Anhängerin einer indisch beeinflussten vegetarisch-religiösen Glaubensgemeinschaft, Beschwerden im Sinne der vegetativen Dystonie (= Säurebelastung)
Therapie: Diätführung, Basenpulver
Messergebnisse des Säure-Basen-Haushalts

zu Therapiebeginn:	pHB 7,46; PB 44; PPL 22; IZP 17; BE –6
nach 4 Wochen:	pHB 7,30; PB 44; PPL 22; IZP 22; BE –6

Auffallend war bei dieser Patientin die anfänglich vorhandene intrazelluläre Azidose, bei der sich der IZP deutlich von 17 auf 22 bessern ließ.

Fall

Patientin, 35, fanatische Vollkornköstlerin, keine direkten Beschwerden
Therapie: Diätführung
Messergebnisse des Säure-Basen-Haushalts

zu Therapiebeginn:	pHB 7,45; PB 38; PPL 22; IZP 16; BE –6
nach 4 Wochen:	pHB 7,35; PB 44; PPL 23; IZP 21; BE –5

Dieses Ergebnis war auch für die Patientin überraschend, PB, PPL und IZP waren deutlich erniedrigt, besonders auffallend der IZP.

Ausgesprochen schwerwiegend ist bei diesen beiden und bei vielen anderen Fällen die intrazelluläre Azidose, die durch eine einseitige Ernährungsform entstanden ist. Sehr gute Behandlungsergebnisse sind durch eine Ernährungsumstellung im Sinne des Säure-Basen-Haushalts zu erzielen.

Ganz offensichtlich führt eine extrem nach gewissen modernen Ernährungsregimen ausgerichtete Kost in der Mehrzahl der Fälle zu einer starken Übersäuerung, insbesondere dort, wo nur die theoretischen Werte der Nahrungsmittel berücksichtigt werden (wie z. B. Vitamine, Frischkost) und nicht die Verdauungskraft, da es dabei sicher zur chronischen Darmgärung und dadurch zur Übersäuerung kommt.

4.15.2 Fastenkuren

Geschickte Fasten- und Diätvorschläge lassen überflüssige Pfunde in wenigen Tagen purzeln, da zunächst reichlich Wasser ausgeschieden wird. Wenn es an die Fettreserven geht, erfolgt die Gewichtsreduktion langsamer und es muss ein gehöriges Maß an Motivation zum Weitermachen vorliegen. Dabei treten häufig **Heilreaktionen** wie Gichtbeschwerden, Schwindelzustände, Kopfschmerzen, Hämorrhoidenprobleme und andere Probleme auf. Aus der Sicht des Säure-Basen-Haushalts sind diese Säureprobleme. Es ist bekannt, dass die Harnsäure bei Fastenkuren in kurzer Zeit steil ansteigt.

Beim Fasten verändert sich nicht nur die Harnsäure, sondern die Gesamtheit des Säure-Basen-Status. Aus dem Bindegewebe strömen die losgelösten Säuren ins Blut und verändern die Pufferverhältnisse drastisch.

Hier kann deshalb nicht eindringlich genug auf die Ausleitung und Pufferung hingewiesen werden, durch die sich unnötige Heilreaktionen vermeiden lassen. Dadurch bleibt die Motivation für eine Kur erhalten, ansonsten erfolgt meist ein Abbruch.

An diesem Punkt zeigt sich die Güte einer Fasten- oder Reduktionskur im Lichte des Säure-Basen-Haushalts. Es hilft nicht allein, die Kalorienzufuhr zu bremsen, es muss unbedingt auf die **Ausleitung** (= Ausscheidung) der Stoffwechselschlacken, gleichzusetzen mit Säuren, hingewiesen werden. Kaffee und kohlensäurehaltige Mineralwässer zählen nicht zu den neutralen Flüssigkeiten. Stattdessen sollten stille Mineralwässer getrunken werden, daneben Kräutertees. Die Tagestrinkmenge soll 2–3 l betragen. Es ist meine Erfahrung aus Fastenkursen, dass viele Menschen nicht mehr trinken können. Vor allem Frauen schaffen es nicht mehr auf Anhieb, diese Flüssigkeitsmenge an einem Tag zu konsumieren. Die Zufuhr von genügend **Spülflüssigkeit** muss also ebenfalls trainiert werden, um den Körper genügend drainieren zu können.

Kuren zur Gewichtsreduktion stagnieren aus allgemeiner Erfahrung, wenn nicht genügend Flüssigkeit oder basische Lebensmittel zugeführt werden. Bei übermäßigem Fleischgenuss wird unweigerlich eine Säurestarre aufgebaut, gleichbedeutend mit einem Gewichtsstillstand. Es muss die Hinführung zu einer gesamten Ernährungsumstellung erfolgen.

Fall

Bei einer Kurteilnehmerin ergaben sich folgende Messergebnisse des Säure-Basen-Haushalts

zu Kurbeginn:	pHB 7,44; PB 34; PPL 21; IZP 13; BE –7
nach 6 Wochen:	pHB 7,60; PB 45; PPL 27; IZP 18; BE –1
nach 12 Wochen:	pHB 7,52; PB 43; PPL 24; IZP 19; BE –5

Die Werte zeigen eine gute PB- und IZP-Zunahme. Die Patientin fühlte sich auch subjektiv wohler. Nichtsdestotrotz reicht dieses Programm zur völligen Sanierung des Säure-Basen-Haushalts in unserer Zeit nicht aus. Es sind außerdem die menschlichen Schwächen zu berücksichtigen, durch die alte Fehler gerne wiederholt werden.

Die Dokumentation meines eigenen dritten Ausbildungskurses in Diagnostik und Therapie nach F.X. Mayr im Frühjahr 1988 am Wörthersee zeigt die erhebliche Kinetik besonders der ersten Tage im Säure-Basen-Verhalten (**Tab. 13**). Die Diätform war eine Milchdiät nach Mayr. Das Absinken des IZP von 24 auf 8 ist besonders zu beachten, da es die **Fastenkrisen** der ersten Tage widerspiegelt. Nachfolgend steigt dieser Wert wieder an.

Tab. 13 Ergebnisse des Eigenversuchs zum Säure-Basen-Haushalt beim Ausbildungskurs nach F.X. Mayr 1988.

Parameter	1. Tag	4. Tag	6. Tag	8. Tag	10. Tag
pHB	7,55	7,70	7,61	7,52	7,55
PB	54	43	53	53	54
PPL	30	35	32	30	30
IZP	24	8	18	23	23
BE	+4	+7	+4	+2	+2
Hämatokrit in %	50	50	47	45	46
Hämoglobin in g/dl	18,5	17,7	16,6	15,7	16,2

Zu betonen ist die große Umwälzung, die durch das Fasten im Säure-Basen-Haushalt stattfindet. Es herrscht eine völlige Übersäuerung, begleitet von einer erheblichen intrazellulären Azidose, da aus dem Bindegewebe sehr viel Säure ausgeschwemmt wird, die dann im Blut vorhanden ist und erst über die Nieren und die Kompensationsorgane Haut, Darm und Lungen ausgeschieden werden muss.

Pufferwirkung von Basenpulver und Brottrunk

In einer Studie während des Ausbildungskurses tranken der Verfasser und vier weitere Teilnehmer das originale milchsaure Gärungsgetränk Brottrunk (s. S. 134) in der Dosierung dreimal 100 ml/Tag. 13 Teilnehmer absolvierten diätmäßig den Kurs mit entsprechenden Zulagen nach jeweiliger Konstitution und der Zufuhr von Basenpulver. In **Tab. 14** sind die Mittelwerte aus dieser Studie dargestellt.

Tab. 14 Darstellung des Säure-Basen-Haushalts bei der vergleichenden Untersuchung der Pufferwirkung von Basenpulver und Brottrunk während des Ausbildungskurses nach F. X. Mayr 1988 am Wörthersee.

Parameter	Pufferung mit Basenpulver			Pufferung mit Brottrunk		
–	vor	nach	Differenz	vor	nach	Differenz
pHB	7,68	7,70	+0,02	7,70	7,72	+0,02
PB	46,8	45,6	–1,2	46,8	45,6	–1,2
PPL	32,7	31,0	–1,7	32,7	31,0	–1,7
IZP	14,1	14,6	+0,5	15,0	14,4	–0,6
BE	+5,0	+3,0	–2,0	+6,4	+5,1	–1,3

Trotz des scheinbaren Säuregehalts des Getränks sind die Veränderungen der Säure-Basen-Werte fast identisch.

Mit diesen Untersuchungen ist auch Szilvay (1981) bestätigt: „Die Tatsache, daß man durch Fastenkuren bestimmte Krankheiten günstig beeinflussen kann (Krebs, Rheuma, bestimmte Stoffwechselstörungen), deutet auf eine Störung des Säure-Basen-Gleichgewichts im Sinne einer Übersäuerung hin. Denn während einer Fastenkur kommt es zur Ausschwemmung der Säuren aus dem Gewebe ins Blut. Das zeitweilig dann übersäuerte Blut ruft die sogenannte Fastenkrise hervor, eine Erscheinung äußerster Unlust, die durch Versorgung des Gehirns mit stark säurehaltigem Blut ausgelöst wird. Dadurch wird aber auch der pH-Wert des Blutes in die azidotische Richtung verschoben."

Grinspoon und Mitarbeiter (1995) konnten bei jungen Frauen, die durch Fasten eine Ketoazidose entwickelten, allein durch die Zufuhr von basischem Kaliumhydrogencarbonat eine Calciumfreisetzung aus den Knochen deutlich reduzieren. Dies zeigte sich an einer verminderten Calciumkonzentration im Serum und einer verringerten Zunahme der renalen Calciumausscheidung unter Basenzufuhr.

Cave Eine Basenpufferung bei Fastenkuren ist unbedingt erforderlich, um Fastenkrisen vorzubeugen.

4.16 Geriatrische Fälle

Der Säure-Basen-Haushalt kann bei einem „durchschnittlichen" älteren Patienten gegenüber jüngeren unter körperlicher Belastung sehr weit absinken. Dies ist physiologisch erklärbar, denn die Zahl der Nierentubuli nimmt im Alter ab, der Säuregehalt nimmt zu, der pH-Wert steigt reflektorisch an, während der Bicarbonatpuffer abfällt (s. S. 25). Viele Altersbeschwerden sind aufgrund dieser Tatsache erklärbar.

Durch eine Entsäuerung und Basenzufuhr kann eine Reihe dieser Beschwerden gemildert oder sogar zum Verschwinden gebracht werden.

Stellvertretend für die vielen guten Erfahrungen an Patienten stehen einige Fälle.

Fall

Rentnerin, 76, zart und gebrechlich, versorgte über Jahre ihren Ehemann mit einer Unterschenkelamputation aus dem Krieg, bereits viele Jahre Diabetes mellitus
Therapie: initiale Baseninfusionen, orale Mineraltherapie
Messergebnisse des Säure-Basen-Haushalts und Laborwerte

zu Therapiebeginn:	pHB 7,44; PB 39; PPL 24; IZP 15; IZP-neu 59
nach 3 Infusionen:	pHB 7,42; PB 39; PPL 25; IZP 14; IZP-neu 62
nach 2 Monaten:	pHB 7,42; PB 42; PPL 25; IZP 17; IZP-neu 65

Nach einer Schwächephase erhielt die Patientin bereits vor Therapiebeginn vier Baseninfusionen und vor der zweiten Messung ebenfalls drei. Dies ist ein typischer Fall aus der Allgemeinpraxis, der die Problematik vieler Patienten widerspiegelt. Es kann immer geholfen werden, eine kausale Restaurierung ist naturgemäß nicht mehr möglich.

Der folgende Fall zeigt, dass auch bei einer Hausbesuchstätigkeit durch eine Basendiagnostik und -therapie oftmals eine Bettlägerigkeit vermieden werden kann:

Fall

Rentnerin, 90, schon länger bestehende Niereninsuffizienz, nur noch bedingt rüstig auf den Beinen, ständige Versorgung durch ihre Tochter
Therapie: Baseninfusionen, basenbetonte Ernährung
Messergebnisse des Säure-Basen-Haushalts und Laborwerte

zu Therapiebeginn:	pHB 7,43; PB 40; PPL 26; IZP 14; IZP-neu 61 Kreatinin 1,72 mg/dl, Harnsäure 10,5 mg/dl, Kalium 3,8 mmol/l
nach 2 Monaten:	pHB 7,49; PB 45; PPL 27; IZP 18; IZP-neu 77 Kreatinin 1,66 mg/dl; Harnsäure 7,7 mg/dl; Kalium 4,8 mmol/l

Die Mühen der Hausbesuche haben sich gelohnt, die Patientin war bis zu ihrem Tod nach ca. einem halben Jahr noch recht rüstig, eine Bettlägerigkeit konnte gänzlich vermieden werden.

Fall

Rentnerin, 68, chronische Bauchbeschwerden mit Obstipation
Therapie: Basensalze, konsequente Ernährungsumstellung im Sinne des Säure-Basen-Gleichgewichts
Messergebnisse des Säure-Basen-Haushalts

zu Therapiebeginn:	pHB 7,46; PB 43; PPL 26; IZP 17; IZP-neu 69; Sander-Test: 62 %
nach 7 Monaten:	pHB 7,31; PB 42; PPL 24; IZP 18; IZP-neu 70; Sander-Test: 45 %

Die zweite Messung nach Jörgensen (1985) zeigt noch keine erhebliche Besserung der Messwerte, da zunächst Säurefluten aus den Geweben in das Blut übertreten und die Puffer noch nicht die idealen Normwerte erreichen. Entscheidend ist die Besserung des mittleren Aziditätsquotienten: Der erste Sander-Test ergab einen mittleren Aziditätsquotienten von 62 %. In **Abb. 14** (links) ist der zweite Test als Vorbefund nach zwei Monaten dargestellt: Der mittlere Aziditätsquotient hat sich deutlich auf 45 % gebessert. Der dritte Test nach vier Jahren zeigt eine weitere Verbesserung auf

33 %. Erreicht wurde dies durch eine konsequente Ernährungsumstellung (**Tab. 17**, S. 127) und die Einnahme von Basensalzen.

Fall

Rentner, 72, Ehemann der obigen Patientin, als Kind perforierter Appendix und häufig Blähungen, vor zwei Jahren Cholezystektomie
Therapie: Basensalze, konsequente Ernährungsumstellung im Sinne des Säure-Basen-Gleichgewichts
Messergebnisse des Säure-Basen-Haushalts

zu Therapiebeginn:	pHB 7,42; PB 44; PPL 22; IZP 22; IZP-neu 73; Sander-Test: 42 %
nach 7 Monaten:	pHB 7,38; PB 41; PPL 23; IZP 18; IZP-neu 72

Auch bei dem Ehemann deuten die Messergebnisse eher auf eine Verschlechterung der Säure-Basen-Situation hin, die auch hier mit der Gegenreaktion im Körper erklärbar ist, bei der saure Valenzen aus den Geweben ins Blut verschoben werden. Aus **Abb. 14** (rechts) geht jedoch hervor, dass sich der mittlere Aziditätsquotient innerhalb von vier Jahren von 42 % auf 36 % verbessern ließ. Zwei Monate vor dem abgebildeten Vorbefund lag dieser bei 44 %.

Die beiden letztgenannten Fälle zeigen sehr anschaulich, dass auch im Alter eine Entsäuerung möglich ist, durch die eine andere Lebensqualität entsteht: Der Mensch bleibt unabhängiger und beweglicher. Somit kann die Entsäuerung gleichsam als natürlicher Jungbrunnen dienen.

AQ-Zahlen und pH-Werte

	AQ-Werte	pH-Werte	AQ-Vorwerte
1. Harn:	45	6,3	52
2. Harn:	14	7,0	33
3. Harn:	17	6,9	64
4. Harn:	56	5,9	52
5. Harn:	45	6,2	12

AQ-Zahlen und pH-Werte

	AQ-Werte	pH-Werte	AQ-Vorwerte
1. Harn:	15	7,0	34
2. Harn:	6	7,2	26
3. Harn:	33	6,4	33
4. Harn:	64	5,4	69
5. Harn:	66	5,4	46

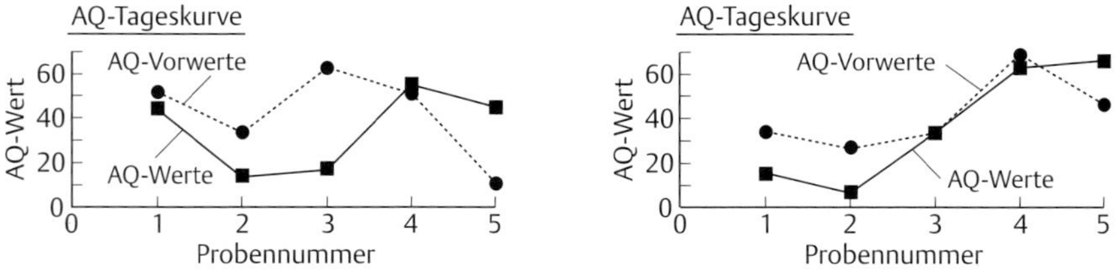

Mittlerer Aziditätsquotient: 33 % (Vorbefund: 45 %)

Mittlerer Aziditätsquotient: 36 % (Vorbefund: 42 %)

Abb. 14 Säure-Basen-Titration nach Sander am Beispiel von zwei geriatrischen Fällen nach erfolgreicher Azidosetherapie. Links ist der Fall einer 68-jährigen Patientin aufgezeigt, rechts der ihres 72-jährigen Ehemanns. Beide Vorbefunde liegen vier Jahre zurück (AQ = Aziditätsquotient).

5 Azidosetherapie

Eine Azidosetherapie beinhaltet grundsätzlich mehrere Aspekte: So kann ein Mangel an Mineralien und Basen durch gezielte orale Gabe, Einläufe, äußerliche Anwendungen sowie Infusionen ausgeglichen werden. Die Zufuhr von Basenmitteln dient allerdings im Heilungsgeschehen des Patienten nur der Vorbereitung, letztendlich sollte mit einer entsprechenden Lebens- und Ernährungsführung eine weitere Übersäuerung vermieden werden. Das heißt, der Therapeut muss ein Bewusstsein beim Patienten über die Form der „richtigen" Ernährung im Säure-Basen-Gleichgewicht vermitteln können. Diese wird entsprechend diskutiert und erläutert.

5.1 Therapiemöglichkeiten

Wenn hier systematischerweise das Wort Medikament gebraucht wird, so ist dies eigentlich falsch, denn bei der Azidosetherapie müssen dem Körper Mineralien oder chemische Stoffe zugeführt werden, die der Körper zum einen dringend braucht und die ihn zum anderen entlasten. Vorübergehend können durchaus Verstoffwechselungsprobleme auftreten, die allerdings nur von kurzer Dauer sein werden. Werden im Zusammenhang mit einer Säure-Basen-Therapie chemische Stoffe eingenommen, so nimmt der Körper diese begierig auf und verarbeitet sie sofort in Kausalfunktionen. Das chemische Mittel ist somit im ganzheitlichen Denken als Positivum anzusehen und dient im Lichte des Säure-Basen-Haushalts dann nur als Nahrungsergänzung bzw. als **Orthomolekulartherapie** (Niestroj 2000), bei der das „richtige Molekül zur richtigen Zeit am richtigen Ort" verabreicht wird.

Ein weiterer ganz wichtiger Punkt bei der Therapie ist die Beachtung des ständigen Fließgleichgewichts zwischen Blut und Gewebe. Es sind teilweise sogar rasche Veränderungen möglich, entscheidend sind aber Trendbeobachtungen bei ein und demselben Patienten bzw. derselben Patientengruppe.

5.1.1 Medikamente zum Säureausgleich

Nach Sander (1999) kann fehlendes Alkali im Organismus niemals selbst erzeugt, sondern muss immer von außen zugeführt werden. Wenn nur mit kleineren Mengen Natriumbicarbonat gepuffert wird, das nicht in den Dünndarm gelangt, so erhält der Säure-Basen-Haushalt seine Basen nicht durch das künstlich zugeführte, sondern durch das in den Belegzellen gebildete körpereigene Bicarbonat (**Abb. 1**, S. 18).

Wie bei jeder Zufuhr von Medikamenten muss die individuelle Verträglichkeit beachtet werden. Reaktionen bei der Bicarbonatzufuhr können entstehen, wenn die Magenbarriere zu stark und zu plötzlich beseitigt wird. Da das Bicarbonat eine physiologische Substanz ist, wird sie generell von jedem Patienten vertragen. Die Verträglichkeit des Medikaments ist deshalb nur eine Verdünnungsfrage. Statt eines ganzen Teelöffels Basenpulver auf 250 ml Wasser nach dem Essen wird bei reduzierter Einnahme dann beispielsweise nur ein halber Teelöffel Basenpulver eingenommen. Das Luftaufstoßen zeigt dabei die erfolgreiche Säureabpufferung im Magen an.

Ein Pharmareferent sagte mir einmal im Gespräch, dass ein Kirschkern, den ganzen Tag gelutscht, dem Magen ein Drittel der Pufferkapazität geben könne. Dies ist sicher richtig, doch woher soll der Körper zur Speichelbildung dauernd basische Valenzen nehmen, wenn insgesamt die Alkalireserve abnimmt oder sogar schon abgenommen hat bzw. der pH-Wert des Speichels bereits verändert ist?

Mineralstoffgemische und mischbare Kombinationen

Tab. 15 veranschaulicht den Vergleich bewährter Mineralstoffgemische und mischbarer Kombinationen nach Sander (1999) und Kern (1983), die zur Säurepufferung eingesetzt werden.

Tab. 15 Vergleichende Darstellung der Rezepturen des Basenpulvers nach Sander (1999) sowie des entsäuernden Elektrolytgemischs nach Kern (1983).

Basenpulver nach Sander			entsäuerndes Elektrolytgemisch nach Kern		
Calcium carbonicum	100 g	50 %	Calcium carbonicum	10 g	1 %
Kalium bicarbonicum	10 g	5 %	Calcium phosphorium	60 g	6 %
Natrium bicarbonicum	80 g	40 %	Kalium bicarboncium	90 g	9 %
Natrium phoshoricum	10 g	5 %	Magnesium subcarbonicum leve	20 g	2 %
–	–	–	Natrium bicarbonicum	820 g	82 %

Mit der Mischung von Sander (1999) werden neben der direkten Pufferung Mineralien zugeführt. Kern (1983) hat einen wesentlich höheren Natriumbicarbonatanteil gewählt. Dies hat den Vorteil einer schnelleren Pufferung bei akuten Übersäuerungszuständen.

Mittlerweile werden in den verschiedenen Sanatorien, die sich speziell mit der Entsäuerung befassen, Basenpulver mit leicht abweichenden Zusammensetzungen eingesetzt. Dies mag einen Werbeeffekt haben, die Wirkung im Körper verändert sich dadurch nicht. Entscheidend ist, dass der übersäuerte Körper überhaupt Basensalze als Nahrungsergänzungsmittel bekommt. Die Grundpufferung mit Natriumbicarbonat gibt dem Körper die Möglichkeit, die anderen basischen Mineralien nicht zur Pufferung verbrauchen zu müssen, sondern der eigentlichen Nutzung im Körper zuzuleiten.

Fertigpräparate

Die Industrie bietet inzwischen eine breite Palette Fertigpräparate bzw. Nahrungsergänzungsmittel an. Die Zusammenstellung in **Tab. 16** zeigt die bekanntesten, dabei ist jedes Präparat empfehlenswert.

Tab. 16 Übersicht der aktuell auf dem Markt erhältlichen Fertigpräparate (Auswahl).

Name	Firma
Alkala N Pulver und Tabletten	Sanum
Basenpulver Pascoe und Basentabs	Pascoe
Basica Sortiment	Klopfer
Basocaps	Verla
Basosyx Tabletten	Syxyl GmbH
BicaNorm Tabletten	Fresenius
Bullrich Salz Pulver und Tabletten	delta-pronatura
Bullrich's Vital Pulver und Tabletten	delta-pronatura
Flügge-Basen-Medicalpulver	Flügge
Gelum Tropfen	Dreluso
Kaiser Natron Pulver und Tabletten	Holste
Magnesium-Calcium-Kapseln	hypo-A GmbH
Matricell Königinnentrank	St. Johanser
Minactiv Pulver	Dr. Metz AG
NemaBas Tabletten	Nestmann
Nephrotrans	Medice
Painergy-Bon plus Pulver	Vita-Bon
Uralyt-U Granulat	Madaus
Uronon	Kanoldt

Klassiker nur mit **Natriumbicarbonat** sind Alkala, Bullrich Salz, Kaiser Natron, BicaNorm und Nephrotans. Bei der Einnahme von Alkala, Bullrich Salz und Kaiser Natron kommt es zur Neutralisation der im Magen vorhandenen Salzsäure, der pH-Wert wird kurzfristig auf ca. 3–4 angehoben. Aus den Belegzellen des Magens wird nachfolgend Salzsäure und Natriumbicarbonat nachgeliefert und auf diese Weise die körpereigene Bildung von Natriumbicarbonat angeregt. Dagegen wird der pH-Wert bei Säureblockern jedweder Art dauerhaft auf einen pH-Wert von ca. 4 angehoben. Hier sei auf die Untersuchungen der Immunologen Schöll, Untersmayr und Jensen-Jarolim (2004) aus Wien verwiesen, die vor der Zunahme der Allergisierung warnen, da die Säureschranke im Magen wegfällt. BicaNorm und Nephrotans haben die Besonderheit der Dünndarmlöslichkeit und werden damit beworben, dass durch den Wegfall der Bildung von Kohlensäure das lästige Aufstoßen entfallen würde.

Zu den **Mischprodukten aus Natriumbicarbonat und Mineralien** gehören Alkala N Pulver, Basenpräparate von Pascoe, Basosyx, Bullrich's Vital und Flügge Pulver. Wie die reinen Natriumbicarbonatpräparate zeichnen sich auch diese durch eine hohe Pufferwirkung und starke Säurebindung aus. Bei regelmäßiger Einnahme ist die Wirkung rasch anhand der Zunahme der Blutpuffer registrierbar. Painergy-Bon plus Pulver enthält zusätzlich D-Ribose, die die ATP-Produktion im gesamten Muskelgewebe natürlich erhöhen kann und eine bessere Speicherung des ATP bewirkt.

Nierensteintherapiemittel sind Uralyt U (Kaliumcitratgemisch) und Uronor (Kaliumcitrat und Kaliumhydrogencarbonat). Den wenigsten Verordnern wird bekannt sein, dass damit auch tief in den Säure-Basen-Haushalt eingegriffen wird. Die Arbeitsgruppe um Sebastian hat beispielsweise viel mit Kaliumhydrogencarbonat gearbeitet (Frassetto et al. 1996, 1997, 1998, Sebastian et al. 1994).

Citratmischungen sind die Basica-Produkte.

Ein **Mischprodukt aus Mineralien** ist Minaktiv. Für Allergiker, die empfindlich auf viele Medikamente reagieren, sind die Magnesium-Calcium-Kapseln von hypo-A zu empfehlen, die völlig ohne Zusatzstoffe hergestellt werden. Genauso können reine Kaliumpräparate empfohlen werden, deren direkte Pufferwirkung naturgemäß nicht so hoch und zügig ist. Nach Volkmann (2004) können diese Mineralmischungen auch Bestandteil naturheilkundlicher Schmerztherapien sein und bewirken die Reduktion nebenwirkungsreicher chemischer Schmerzmittel.

Zu **Mischpräparaten** gehören Gelum Tropfen, die aus einem Komplexsalz mit Kalium-, Eisen-, Phosphat- und Citrationen zusammengesetzt sind. Aufgrund der chemischen Struktur und bedingt durch den hohen Phosphat- und Citratanteil besitzt der Komplex starke Puffereigenschaften. Es kommt dabei im Darm zur Umwandlung von Ammoniak in Harnstoff, die Sauerstoffaufnahme ins Gewebe steigt und die Leberfunktion verbessert sich (Brede 1993, Neumann et al. 2000).

Matricell Königinnentrank ist eine Mischung aus Gelée Royale, Propolis-Extrakt, Blütenpollen-Extrakt und Honig. Damit enthält dieses Produkt Vitamine, Aminosäuren und Mineralstoffe (Mengen- und Spurenelemente) in natürlicher Zusammensetzung. Die Pufferwirkung ist erstaunlich hoch, daneben bestehen positive immunologische Wirkungen (s. S. 141).

Zuletzt noch der Hinweis auf das **homöopathische Präparat** g-Strophantin (Strophactiv). Durch eine Verbesserung der Herzleistung kommt es indirekt zu einer Harmonisierung des Säure-Basen-Gleichgewichts. Auf dieses „alte Herzmittel", dessen Wirkung unverändert ist, hatte schon der Internist Kern (1984) hingewiesen.

Insgesamt gesehen ist es relativ gleich, ob ein Basenpulver aus der Apotheke oder ein Fertigprodukt verwendet wird. Die Verträglichkeit kann unterschiedlich sein. Wer natriumbicarbonathaltige Produkte nicht ideal verträgt, sollte auf Gelum Tropfen ausweichen, da diese durch den Säureanteil für manche Magenpatienten sogar verträglicher sind. Wichtig ist, dass überhaupt etwas eingenommen wird. Auf Dauer sollte eine nachhaltige Ernährungs- und Lebensumstellung erfolgen, Basenpräparate stellen die dafür nötige Begleittherapie dar.

Milchsäurepräparate

Eine eigene Gruppe ist die Milchsäuregruppe der rechtsdrehenden Milchsäuren bzw. **L(+)-Milchsäuren:**

- RMS-Asconex Tropfen (pro 100 ml = 21 g Milchsäure, 79 g Wasser)
- Lactopurum Tropfen D2, Ampullen D4
- Sanuvis Tropfen, Tabletten, Ampullen im Potenzenakkord D4, D6, D12, D30, D200

Die Milchsäure selbst wird bei oraler Aufnahme in der Leber oxidiert, dabei kommt es zu einer Alkalisierung im Stoffwechsel (s. S. 134). RMS-Asconex wirkt direkt alkalisch, Lactopurum und Sanuvis über den homöopathischen Weg.

Perkutane Regulationstherapie nach Helmbold

Bei der perkutanen Regulationstherapie nach Helmbold (1977) werden bestimmte Arzneizubereitungen, z. B. die Ionen-Salbe nach Dr. Helmbold (Jonen-Salbe), die zu je 0,5 % aus Calcium-, Kalium- und Natriumchlorid besteht, auf Hautreflexzonen (Ohr) sowie erkrankte oder durch Gesundheitsstörung beeinträchtigte Hautgebiete aufgetragen. Diese Ionen werden perkutan aufgenommen und aktivieren den elektrischen Zellausgleich. Die Wirkungsweise wird so beschrieben: „Bei allen Krankheiten ist der Ionenaustausch der Zellen gestört. Es kommt häufig zu Funktionsausfall der betroffenen Zellen und Nervenbahnen infolge einer extremen Depolarisation der Zellen (Kathodenblock). Die Störung erfaßt über funktionelle und nervale Bindungen auch Hautzonen. Von diesen Hautstellen lassen sich anscheinend durch die in der Ionen-Salbe enthaltenen Ionen die gestörten Zell- und Nervenfunktionen wieder normalisieren, falls die Störung noch reversibel ist. Die ausgefallenen Zellen werden anscheinend repolarisiert und damit wieder funktionsfähig."

In Verbindung mit der oralen Basengabe respektive Entsäuerung habe ich bei vielen Patienten entscheidende Verbesserungen von sogenannten Therapieversagern erlebt.

Betablockertherapie und Azidose

Medikamenten-Waschzettel haben eine eigene Philosophie. Aus juristischen Gründen müssen alle möglichen Nebenwirkungen angegeben werden. Eine aufmerksame Patientin entdeckte auf dem Beipackzettel eines Metoprolol-Präparats als Gegenanzeige: **„Übersäuerung des Blutes (Azidose)"**. Bei der Durchsicht anderer Betablocker (Bisoprolol, Metoprolol) ist ebenfalls dieser Sperrvermerk zu finden.

Anwendungsgebiete des Metoprolol-Präparats sind

- Bluthochdruck,
- koronare Herzkrankheit,
- funktionelle Herz-Kreislauf-Beschwerden,
- schnelle Formen der Herzrhythmusstörungen,
- Langzeitbehandlung nach Herzinfarkt,
- vorbeugende Behandlung der Migräne.

Aus den klinischen Beispielen zur chronischen Azidose (s. S. 49) geht hervor, dass diese Krankheiten eigentlich **Übersäuerungskrankheiten** sind. Aus meiner Erfahrung habe ich bei all den genannten Krankheiten regelmäßig Übersäuerungszustände nach Jörgensen (1985) oder Sander (1999) feststellen können. Diese Erkrankungen bessern sich durch Entsäuerung bzw. durch konsequente Mineralzufuhr (besonders Kalium und Magnesium). Dies bedeutet, dass das Medikament Betablocker dann gar nicht mehr notwendig ist.

Baseneinläufe

Schon von alters her werden **Einläufe** zur Giftausscheidung über den Darm eingesetzt. Allerdings scheuen sich viele Patienten vor deren Anwendung. Bei Verwendung eines Einlaufs oder Klistiers empfiehlt sich die Zugabe von 3 g Natriumbicarbonat oder einem gehäuften Teelöffel Bullrich Salz bzw. Kaiser Natron Pulver auf 500–750 ml körperwarmes Wasser. Es wird entweder ein Irrigatorbesteck benutzt, einfacher ist der sogenannte Klysomatic.

Beim Baseneinlauf sind zwei Wirkprinzipien zu unterscheiden: die enterale Aufnahme mit Wirkung im Gesamtorganismus und der lokale Säureausgleich bei spastischem Enddarm und Säurebrennen im Analbereich. Besonders bei Kindern hat sich diese Form bei Säureerbrechen bewährt, da hier wirklich ursächlich therapiert werden kann. Jegliche Analbeschwerden schwinden durch einen Baseneinlauf oder lassen sich zumindest erheblich bessern.

Eine intensive Erweiterung der Einläufe stellt die **Kolon-Hydro-Therapie** dar. Dabei wird in einer Behandlung der ganze Dickdarm mit warmem Wasser durchspült. Dabei werden Inkrustierungen, Gärungsgiftstoffe und Darmgase herausgewaschen (Worlitschek 1991 a).

Suppositorien

Als Fertigform liegen die Lecicarbon-Suppositoren vor, die Natriumhydrogencarbonat und Natriumdihydrogenphosphat enthalten. Durch Einwirken mit Säure kommt es zur Kohlendioxidentwicklung, die nach Firmenangaben einen Peristaltikreiz bei Obstipation auslöst. Es ist aber auch die enterale Aufnahme des Bicarbonats mit Hinführung zu den basophilen Organen zu diskutieren, die dann eine physiologische Darmaktivierung bedingen.

5.1.2 Äußerliche Therapie

Da die Haut einen Säureschutzmantel hat, liegt der Gedanke nahe, diesen Mantel vorübergehend zu puffern, damit der Körper Säuren nach außen abgibt, um wieder einen Ausgleich des Fließgleichgewichts zu erreichen.

Basenbad = Entsäuerungsbad

Dazu werden 100 g Natriumbicarbonat (ca. eine Handvoll Pulver, lose aus der Apotheke, oder z. B. Bullrich Salz) für ein Vollbad aufgelöst, sodass ein pH-Wert des Wassers von 8,5 erreicht wird. Bei körperwarmem Wasser sollte die Badedauer eine halbe bis eine Stunde betragen. Anfangs wird die Haut kräftig mit einer Bürste und einer naturbelassenen Seife gereinigt. Die besondere Entsäuerungswirkung des Bads wird sich erst mit einer Anwendungsdauer von einer Stunde einstellen. Zum Abschluss wird der Körper nochmals kräftig eingeseift, gebürstet und dann gründlich abgebraust. Nach dem Bad ist eine Ruhepause einzuhalten. Durch dieses Bad werden Finger und Zehen ganz zerfurcht aussehen, die Haut selbst ist jedoch ausgesprochen weich. Die Schmutzschicht, die sich am Badewannenrad gebildet hat, ist das Ergebnis der Entsäuerung des Körpers. Es wird der Säureschutzmantel abgebaut, aus dem Bindegewebe können Säuren und Ablagerungsstoffe nachströmen und dadurch leichter aus dem Körper ausgeschieden werden. Dabei wird gleichsam die Haut in ihrer Funktion als „dritte Niere" genutzt. Das Basenbad empfiehlt sich vor allem für Rheumatiker, aber auch bei beginnenden Infektionskrankheiten, allgemeinen Schwächezuständen oder anderen schweren Erkrankungen. Empfehlenswert ist es ebenfalls zur Einleitung und Begleitung einer Entsäuerung bei Fastenkuren.

Fußbäder für warme Füße

Besonders vegetativ labile Menschen leiden oft unter kalten Füßen. Dies hängt entweder mit einer schlechten Grunddurchblutung zusammen oder aber mit einem Hämoglobin- oder Eisenmangel. Hier können Basenfußbäder in gleicher Zusammensetzung (s. o.) äußerst hilfreich sein, außerdem Salzfußbäder mit der Zugabe von 1–2 Teelöffeln Meersalz.

Zuckerrübensirupbad

Der Zuckerrübensirup wirkt basisch und hat dadurch den gleichen Effekt wie Basenpräparate. Zusätzlich sind in diesem viele Elektrolyte enthalten. Das Bad kommt aus Ungarn und ist dort weit verbreitet. Verwendet werden für ein Bad ca. drei Esslöffel Zuckerrübensirup, empfehlenswert sind drei Bäder pro Woche. In der Praxis hat sich dieses Bad bei Kindern sehr bewährt, weil sich diese anfangs mit dem Sirup „so richtig beschmieren" können und beim Baden die Heilwirkung einsetzt. Besonders zu empfehlen ist dieses Bad auch bei Neurodermitis.

Thermalbäder

Die Heilwirkung von Mineral- und Thermalquellen wurde früh erkannt. So entwickelte sich bereits im antiken Rom eine differenzierte Badekultur, die dem Wohlbefinden, der (rituellen) Reinigung und Heilung von Krankheiten diente.

Es ist aber nicht nur die durchblutungsfördernde Wärme, die im Mikrobereich die Stoffwechselversorgung und -entsorgung anregt. Bedeutsam ist der hohe Anteil von Natriumhydrogencarbonat im Wasser. Dadurch liegt hier natürlicherweise ein hoher pH-Wert von 8 vor, der dem eines Basenbads entspricht. Anwendungsbeobachtungen haben ergeben, dass Heilwirkungen bei chronisch entzündlichen rheumatischen sowie degenerativen und deformierenden Wirbelsäulenerkrankungen, bei Weichteilrheumatismus, Z. n. Operationen sowie bei Verletzungen am Bewegungsapparat zu erwarten sind.

Tägliches Brausebad

Auch das tägliche Duschbad trägt zur Entgiftung bei, da Säuren abgewaschen und die Durchblutung der Haut durch den prickelnden Wasserstrahl angeregt wird. So wird eine Stoffwechselbelebung (= Entsäuerung) eingeleitet. Dorschner (1991) beschreibt die Heilwirkung der Dauerbrause, die eine systematische Bebrausung des ganzen Körpers über Stunden ist.

Saunabad

Hier soll nur andeutungsweise der große Nutzen eines Saunabads erwähnt werden. Das Saunabaden dient nicht zur Gewichtsverminderung, sondern der Entschlackungstherapie sowie dem Gefäß- und Immuntraining (Fritzsche u. Fritzsche 1980).

Wirkungen des Saunabads

- Unterstützung der Entsäuerung und Entschlackung
- Reinigung der Haut
- Anregung der Zellneubildung
- Anregung des Hypophysen-Nebennierenrinden-Systems
- Stärkung des Kreislaufs

Sehr empfehlenswert ist die Baseneinnahme vor und nach dem Saunabad. Der Körper wird ausgedrückt wie ein Schwamm, die zugeführte Flüssigkeit begierig aufgenommen, das Natriumbicarbonat oder die Basensalze fluten durch den ganzen Körper und landen schnell auf dem körperlichen Müllabladeplatz (= Bindegewebe).

Die folgenden Schweißmessungen bestätigen die Durchflutung des Körpers:

- Saunabad **ohne** vorherige Basengabe: 1. Gang: 4,8; 2. Gang: 5,1
- Saunabad **mit** vorheriger Basengabe: 1. Gang: 5,7; 2. Gang: 7,6

Rheumabeschwerden können dadurch entscheidend gelindert werden.

Dampfbad

Der allgemeine Wellness-Trend hat auch das Dampfbad reaktiviert. Dieses hat prinzipiell die gleichen positiven Auswirkungen auf die Gesundheit wie das Saunabad. Es hängt jedoch von den Vorlieben des einzelnen ab, ob die trockene oder feuchte Wärme als angenehm empfunden wird.

Gerade Frauen schätzen das Dampfbad wegen der milden Temperatur von 45 °C und hautpflegenden Wirkung. Die feuchte Wärme erweitert die Blutgefäße und verbessert die Sauerstoffzufuhr. Selbst der Hautalterungsprozess wird positiv beeinflusst, da eine Gewebestraffung erfolgt. In Verbindung mit der oralen Basengabe bzw. Entsäuerung kommt es zu einem echten **Better-Aging-Effekt**.

Salbentherapie

Ein Basengel kann nach folgendem Rezept hergestellt werden:

Basengel 3,5 %

$NaHCO_3$	3,5 g
Aqua dest.	93,5 g
Tylose H	ad 100 g

Tylose H gehört zur Gruppe der Methylzellulosen und dient hier als Gelbildner. Bei der Zubereitung entsteht eine gelartige Paste, die sich gut auftragen lässt, einen starken Kühlungseffekt erzielt (z. B. bei juckenden Ekzemen, Sonnenbränden oder Verbrennungen) und die Haut durch Wasseraufnahme glättet. Bei den klinischen Beispielen wird die eindrucksvolle Besserung eines Kinds mit Neurodermitis dargestellt (s. S. 80).

Wer eine lotionähnliche Wirkung bevorzugt, kann folgendes Rezept verwenden:

Basenlotion 7,0 %

$NaHCO_3$	7 g
Aqua dest.	90 g
Tylose H	ad 100 g

Eine leichte und geschmeidige Salbe ist die Natronsalbe, die sich bei trockenen Exanthemen und chronischen Ekzemformen bewährt hat.

Natronsalbe nach Beck und Oetinger-Papendorf (1998)

Natrium bicarbonicum	3 g
Aqua dest.	22 g
Eucerin anhydr.	ad 50 g

Massagetherapie

Lokale Azidosen sind nicht nur die genannten örtlichen Gewebeazidosen im Gehirn, Herzen und in den Beinen, sondern die alltäglichen **Gelosen** des Bindegewebes im Bereich der Wirbelsäule, Schultern, Oberarme und Oberschenkel (Cellulite). Diese entstehen durch die Ablagerung von Säuremolekülen im Bindegewebe, das dadurch vom Sol- in den Gelzustand übertritt und zu teilweise sehr schmerzhaften und therapieresistenten Gewebeverhärtungen führt. Im erweiterten Sinne werden diese Veränderungen als Weichteilrheuma bezeichnet. Die ausschließliche Behandlung mit Schmerzmitteln verstärkt oftmals den Beschwerdekomplex, da durch die orale Einnahme von Antirheumatika zusätzlich Magenbeschwerden auftreten können. Außerdem bewirken die Medikamente eine zusätzliche Säurezufuhr.

Dr. Renate Collier, noch Schülerin von F.X. Mayr, stellt in ihrer Publikation (1998) ein Diagnoseverfahren zur latenten Azidose vor, bei dem anhand der Breite der Hibler'schen Hautfalte der Grad der Azidose bestimmt werden kann: Je breiter die Hautfalte ist, desto stärker ausgeprägt ist die Azidose. Daneben hat sie spezielle Massagegriffe entwickelt, um das Gewebe rasch und nachhaltig zu entsäuern.

Massagetherapien sollten generell mit einer oralen Basentherapie und Einreibungen mit Basengel oder -salbe ergänzt werden, um rascher eine Schmerzbefreiung selbst von jahrelang therapieresistenten Beschwerdebildern zu erreichen. Zusammenfassend kommt es zu einer echten kausalen Therapie.

Petechiale Saugmassage nach Zöbelein

Um Gewebeazidosen zu behandeln, ist eine intensive Massagetherapie der Schmerzzonen notwendig, bei der die Hand des Therapeuten allein oft nicht ausreicht. Die petechiale Saugmassage (PSM) nach Zöbelein (1984) bringt hier eine entscheidende und rasche Hilfe (**Abb. 15**). Bei dieser **gleitenden Saugmethodik** kommt es an den Stellen einer latent gestörten Kapillarpermeabilität zu einem Austritt von roten Blutkörperchen aus den Kapillaren in den Interzellularraum, ohne jede Serum- oder sonstige Flüssigkeitsbeteiligung. Die Behandlung kommt einer „unblutigen Schröpfung" nahe. Bereits nach einmaliger Therapie wird das vorher harte und schmerzhafte Gewebe weicher und schmerzfrei. Nach wiederholter Behandlung, ca. fünf Minuten zweimal pro Woche, wird das petechiale Kapillarsyndrom immer schwächer und verschwindet schließlich ganz, da eine natürliche Selbstregulation des Organismus eingesetzt hat.

Pneumatische Pulsationstherapie nach Deny

Ein anderes, ähnlich aussehendes Therapieverfahren ist die Anwendung des Pneumatron-Geräts (**Abb. 16**). Durch den Unterdruck kommt es zum Ansaugen von Gewebeschichten und Muskulatur. Ein ständiger **Impulswechsel** versetzt das Gewebe in Schwingung und sorgt für eine intensive Bearbeitung der betroffenen Gewebe-

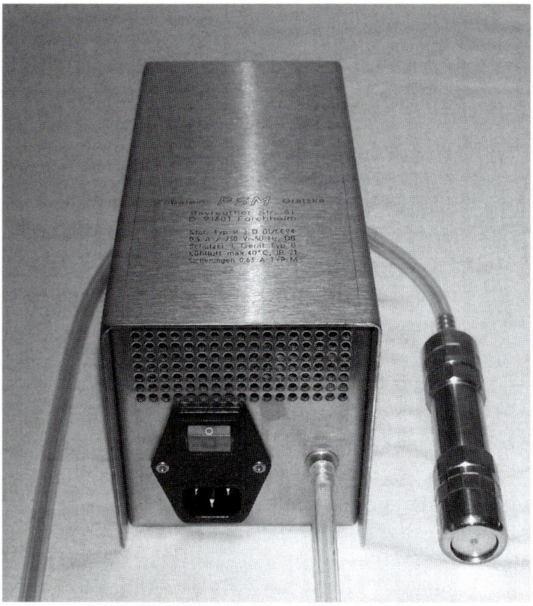

Abb. 15 PSM-Gerät zur petechialen Saugmassage nach Zöbelein.

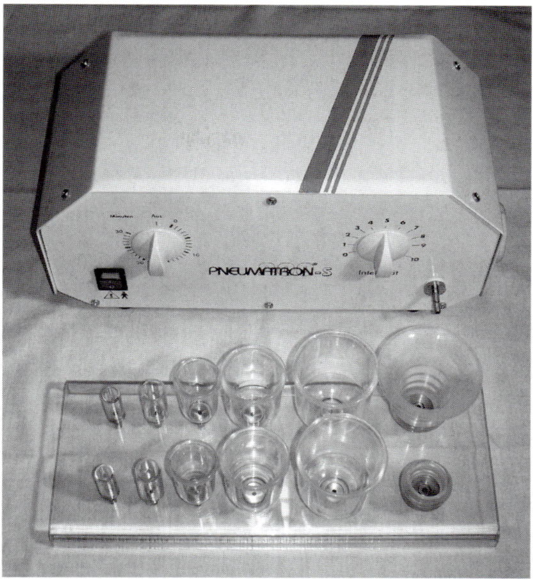

Abb. 16 Pneumatron-Gerät zur pneumatischen Pulsationstherapie nach Deny.

abschnitte. Dadurch unterscheidet sich die pneumatische Pulsationstherapie (PPT) nach Deny von den verschiedenen anderen Schröpfverfahren, die einen konstanten Unterdruck erzeugen. Diese Therapie regt zugleich die Bewegung der Gewebsflüssigkeiten an. In der Matrix angesammelte Stoffwechselschlacken, Entzündungsmediatoren und Umweltschadstoffe werden gelöst und über den beschleunigten Blut- und Lymphfluss zur Ausscheidung gebracht. Somit erfolgt eine **kausale Matrixreinigung bzw. -regeneration**. Gleichzeitig werden körpereigene Vitalstoffe wie Hormone, Vitamine und Mineralien in die Zellverbände transportiert und stehen dem Organismus für eine optimale Stoffwechselleistung zur Verfügung. Damit wirkt sich diese Behandlung anregend und regenerierend auf den gesamten Körper und seine Funktionen aus.

Meine eigenen Erfahrungen sind sehr vielseitig: Fersensporn, Narbenverwucherungen, Myogelosen, Lymphstauungen und Neuralgien ließen sich teilweise entscheidend verbessern bzw. beseitigen. Kupich (2005) berichtet bei Tendopathien ebenfalls über sehr gute Ergebnisse der therapeutischen Beeinflussbarkeit.

Bewegungstherapie

Sport und Ernährung haben eine entscheidende Bedeutung für die Gesunderhaltung des Menschen. Wenn allein durch Sport oder zusätzliche Bewegung nur 2 000 kcal pro Woche verbraucht werden, besteht ein dreifach höherer Schutz vor Krebs, Herzinfarkt und Schlaganfall. Im Sitzen werden 250 cm^3 Sauerstoff pro Minute aufgenommen, beim Spazierengehen 750–1 000 cm^3 und beim Laufen mehr als 4 000 cm^3. Mit diesem erhöhten Angebot an Sauerstoff im Blut normalisiert sich der Kortisolspiegel, der Fibrinogengehalt sinkt und die Fließfähigkeit des Bluts wird entscheidend verbessert. Dabei wird nicht nur Sauerstoff aufgenommen, sondern vermehrt Kohlensäure über die Lunge abgeatmet. Durch das Schwitzen beim Sport werden Säuren über die Haut abgegeben.

Die Entdeckung des TKTL1-Enzyms durch Coy und Mitarbeiter (2005) und einem damit verbundenen völlig neuartigen biochemischen Stoffwechselweg für den Ab- und Umbau von Glukose vermittelt ein besseres Verständnis dafür, wie Sport und Ernährung vor Zivilisationskrankheiten wie Diabetes mellitus, Alzheimer, Herzinfarkt und aggressivem Krebs schützen können. Glukose ist für den Menschen von entscheidender Wichtigkeit, durch das heutige Überangebot kommt es zu gravierenden Zellschäden. Deshalb ist eine kalorienangepasste Ernährung mit einer konsequenten Bewegung die Basistherapie zur Entsäuerung bzw. Prävention einer Azidose.

Stillende Mütter sollten erst eineinhalb Stunden nach der sportlichen Betätigung stillen, da durch die Laktatbelastung die Milch sauer schmeckt und der Säugling diese gegebenenfalls ablehnen wird.

5.1.3 Heilreaktionen

Bei einer milden Therapie werden sich wahrscheinlich nicht sofort Heilreaktionen einstellen. Es können jedoch Reaktionen in Form von **Durchfällen** auftreten, da durch die Basenzufuhr die basophilen Organe (Leber, Gallenblase, Pankreas und die Brunner'schen Drüsen des Dünndarms) biochemisch belebt werden und eine Darmsäuberung eintreten wird. In schweren Fällen kann es sein, dass es fast explosionsartig zu reinigenden Stühlen kommt, wobei der säurescharfe Stuhl Analbrennen und dadurch kurzzeitig Hämorrhoidenbeschwerden auslösen kann. In diesen Fällen haben sich die schon erwähnten Einläufe mit Zusatz von Natriumhydrogencarbonat sehr bewährt.

Es kann sich auch ein **Ziehen** im ganzen Körper bemerkbar machen. Eigenartigerweise macht die Einlagerung von Stoffwechselschlacken und Säuren keine Beschwerden, jedoch bewirkt deren Ablösung und Ausschwemmung dieses eigenartige Ziehen im ganzen Körper.

Eine besonders wichtige Heilreaktion ist das **Sodbrennen** im Magen, das direkt nach der Einnahme von Basen auftreten kann. Dieses ist als eine notventilartige Säureentleerung über die Belegzellen zu verstehen, da sich der Körper zunächst überschießend seiner Säuren entledigt.

Tritt ein übermäßiges Sodbrennen auf, empfiehlt sich einige Minuten nach der Basenzufuhr noch einmal eine Gabe von z. B. 1 Teelöffel Basengemisch oder 2–3 Basentabletten, um dieses Säuresyndrom zum Abklingen zu bringen.

5.1.4 Therapie nach Maß

Die ideale Voraussetzung zur Therapie ist die beschriebene Urinmessmethode nach Sander (1999; s. S. 46). Eine notwendige Ergänzung ist die Messung des morgendlichen Urin-pH-Werts, die zugleich eine gute Therapiekontrolle darstellt. Für diese Messung eignet sich das Indikatorpapier pH 5,2–7,4, das von verschiedenen Anbietern zu erwerben ist bzw. manchen Fertigpräparaten beiliegt.

Der Morgenurin bietet eine Orientierung, wie viele Säuren in der Nacht ausgeschieden wurden. Eine genauere Aussage bietet jedoch die Messung von ca. 4–5 Urinportionen tagsüber, um die Säureausscheidung im Überblick zu beurteilen. Noch besser ist die Messung an drei Tagen hintereinander. Dies ist auf jeden Fall notwendig, wenn der Patient nicht die Säure-Basen-Messung nach Sander (1999) machen will.

Die Messung des Speichel-pH-Werts kann ebenfalls eine Ergänzung darstellen.

Kern (1984) empfiehlt beim alten Menschen mit saurem Urin und Erscheinungen, die auf Hirnazidose verdächtig sind (Schwindel, Kopfdruck, Benommenheit), folgende Baseneinnahme: drei Wochen lang dreimal täglich je 5 g Natron (= Natriumbicarbonat) in Wasser gelöst nach den Mahlzeiten. Ist während dieser Zeit das Hirnbefinden deutlich gebessert oder treten keine Symptome mehr auf, so deutet dies auf eine Beseitigung der Hirnazidose hin.

Diese Empfehlung ist natürlich ebenso gültig für alle anderen Patienten, seien es Rheumatiker, Patienten mit chronischen Hautkrankheiten oder degenerativen Erkrankungen, auch im jüngeren Alter.

In der langfristigen Behandlung unter ärztlicher Kontrolle sollte der morgendliche Urin-pH-Wert bei 7,5 liegen – dies entspricht dem Gleichgewichts-Sollwert des Bluts und zeigt an, dass die Nieren weder einen Säure- noch einen Basenüberschuss aus den Geweben zu eliminieren haben. Das Therapieziel sollte die vollständige Beseitigung von Säuresymptomen sein.

Praktisch gesehen ist die tägliche **Einnahme von Natriumbicarbonat** (z. B. Kaiser-Natron, Bullrich Salz, s. S. 105) in der Menge abhängig vom gemessenen morgendlichen Urin-pH-Wert: Liegt der pH-Wert unter 7,5, so muss die tägliche Dosis erhöht, liegt er über 7,5, so kann die tägliche Dosis verringert werden. Wird dies länger praktiziert, kommen Patienten aufgrund ihrer Erfahrungen fast ohne pH-Messungen aus.

Cave Präapoplektische Zustände sollten schnellstmöglich durch eine hochdosierte Gabe von Natriumbicarbonat (8–10 g in warmem Wasser gelöst auf leeren Magen) behandelt werden. Oft lassen sich hierdurch gravierende Folgebeschwerden bzw. -schäden reduzieren oder gänzlich vermeiden. Auch bei akuten Rheumabeschwerden oder anginösen Zuständen am Herzen hat sich diese Therapieform sehr bewährt.

Erfahrungsgemäß ist eine hohe Basendosis notwendig, um den Urin-pH-Wert in wünschenswerte Bereiche zu führen. Der pH-Wert sinkt außerdem sofort wieder in saure Bereiche, wenn die Pufferung milder vorgenommen oder unterbrochen wird. Allein hieran lässt sich die immense Menge an Säuren im Körper erahnen.

Aus praktischer Sicht muss Folgendes erwähnt werden: Es gibt Menschen, die mit dem Schlucken von Medikamenten ihre Schwierigkeiten haben, andere weniger. Die Basengemische haben einen leichten bis mittleren salzigen Geschmack. An den Geschmack kann man sich gewöhnen. Ansonsten müssen Natrontabletten eingenommen werden, wichtig ist die gleichzeitige Flüssigkeitszufuhr.

Wenn verschiedene Ergebnisse zur Säure-Basen-Messung vorliegen, sollte dabei immer bedacht werden, dass in einem lebenden, sich ständig verändernden Organismus gemessen wurde. Im Säure-Basen-Haushalt sind die drei Kompartimente Blut, Nierenfunktion und Bindegewebe (**Abb. 17**) miteinander verbunden, tatsächlich gemessen werden nur die Basenpuffer im Vollblut und Plasma mit errechnetem IZP und bei der Niere der mittlere Aziditätsquotient über die Messung nach Sander (1999). Nicht messen können wir in der Praxis die Situation im Bindegewebe, klinisch zu beurteilen ist sie jedoch nach den Kriterien der Humoraldiagnostik (s. S. 5). Eine elegante Lösung stellt dabei die Verifizierung von Weichteilfluss- und Wirbelsäulenschmerzen nach einem standardisierten Schema, dem **Arhuser Rückenschmerzindex** (ARSX), dar (s. S. 140).

Theoretisch ist es möglich, dass nach einer Entsäuerungsbehandlung die Ergebnisse nach Jörgensen (1985) und Sander (1999) gleichgeblieben sind, die Beschwerden im Bindegewebe jedoch entsprechend dem ARSX abgenommen haben.

Ausleitungsvorschlag für die Praxis

1. Messung
   - Urin drei- bis fünfmal oder Sander-Test
   - Speichel drei- bis fünfmal
2. Alkalisierung
   - Kostumstellung, Fasten
   - Basenmineralsalze
3. Ausscheidungsaktivierung durch
   - Nierenanregung (Tee, Wasser)
   - Darmreinigung (salinische Lösung)

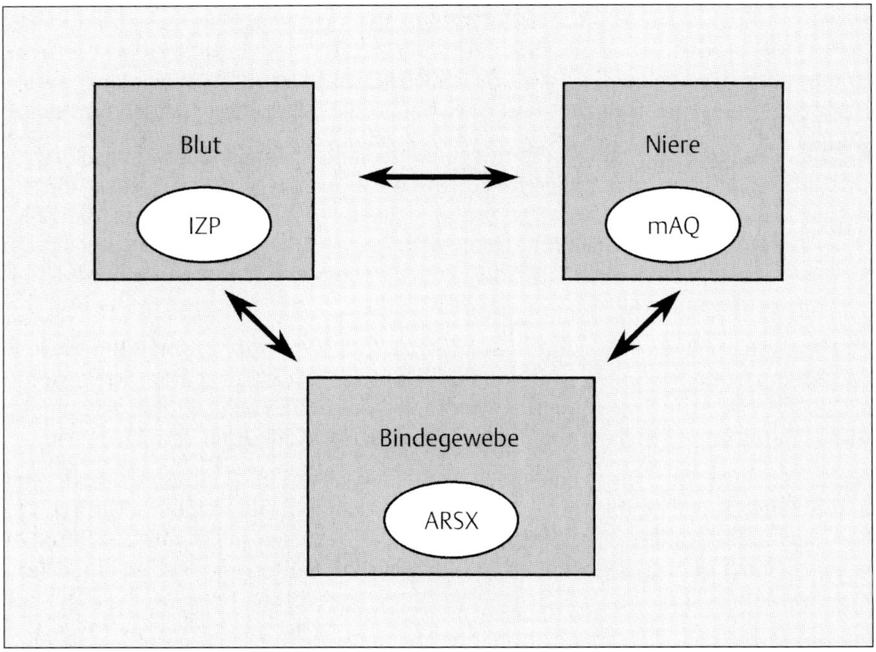

Abb. 17 Kompartimente im Säure-Basen-Haushalt (ARSX = Arhuser Rückenschmerzindex, IZP = Intrazellulärpuffer, mAQ = mittlerer Aziditätsquotient).

Die tägliche Erfahrung hat tausendfach gezeigt, dass sich nach einer längeren, konsequenten Behandlung **alle** Werte nach und nach verbessern ließen.

Als vorteilhaft hat sich erwiesen, eine begleitende homöopathische Therapie zu verordnen. Dies kann sowohl ein klassisches Einzelmittel als auch ein vom Verordner bewährtes Komplexmittel sein, das besonders auf die Krankheitssituation abgestimmt ist.

5.1.5 Parenterale Therapie

Bei der Basenzufuhr zur Behandlung von schweren Azidosen bieten sich eine intravenöse bzw. intraarterielle Gabe an, um das Säure-Basen-Gleichgewicht rasch zu stabilisieren. Akute Krankheitsschübe sowie schwere Störungen des Säure-Basen-Haushalts können initial behandelt werden und im weiteren Therapieverlauf durch eine orale Gabe ergänzt bzw. ersetzt werden.

Intravenöse Therapie und Infusionen

„Parenterale Basenzufuhr bei Übersäuerungszuständen während und außerhalb von Mayr-Kuren" war der Titel meines Vortrags 1985 bei der Gesellschaft der Mayr-Ärzte während der Medizinischen Woche in Baden-Baden. Vorgestellt wurde eine Studie, in der über einen Zeitraum von 14 Monaten an 300 Patienten 50 l Natriumbicarbonat 8,4 % verabreicht wurden. Hier konnte gezeigt werden, dass es möglich ist, durch das Medikament Natriumbicarbonat auch Patienten zu helfen, die primär eine Mayr-Kur nicht durchführen können. Das Natriumbicarbonat wurde in dieser Studie als Infusion oder als Injektionen zu 10 und 20 ml gegeben. Von der Industrie wird es in Konzentrationen von 1,4 %, 4,2 % und 8,4 % geliefert, teils als Glasampullen mit 10 oder 20 ml, teils als Infusionsflaschen mit 250 ml.

Cave Eine Baseninfusion (= Natriumbicarbonatinfusion) soll höchstens als 2 %ige Lösung infundiert werden. Eine höherkonzentrierte Lösung verbietet sich aus Gründen der Venenverträglichkeit.

Ein Nachteil der Baseninfusion mag darin liegen, dass sie selbst gemischt werden müssen. Ein Zusatz von anderen Substanzen wie Mineralien verbietet sich. Es gibt eine Fertigmischung der Firma Eu-Ru Med GmbH als Eu-Ru Bibag Infusionssystem, die nur über Apotheken zu beziehen ist.

Baseninfusion nach Worlitschek
450 ml NaCl-Lösung + 100–120 ml 8,4 %ige Natriumbicarbonatlösung
Die Überleitung erfolgt mit einer Transflo-Kanüle. Wichtig ist, dass diese Infusion körperwarm infundiert wird. Keine Infusion ist besser als eine kalte Infusion!
Infusionsdauer: ca. 30–45 Minuten
Aus Verträglichkeitsgründen sollte keine zu kleine Vene punktiert und es sollte auf einen exakten intravenösen Einlauf geachtet werden. Bei dieser Infusionsmischung werden dann ca. 8–10 g Natriumbicarbonat infundiert.

Reaktionen auf eine intravenöse Therapie

Allgemein lässt sich häufig eine entspannende Wirkung feststellen. Es kann außerdem ein bitterer oder auch chemischer Geschmack im Mund auftreten. Bei einem Patienten verschwand ein Druck im Halsbereich und bei einer anderen Patientin ein ständiges Hungergefühl. Diese Wirkung hielt drei bis vier Wochen an. Die Patienten sagen häufig aus, dass sie sich nach der Infusion frei fühlten. Viele Kopfschmerzpatienten haben keine bzw. deutlich verringerte Kopfschmerzen. Auffallend ist ein großes Durstgefühl nach den Infusionen. Fast regelmäßig ist nach der Gabe von Natriumbicarbonat ein gurgelndes Darmgeräusch zu hören – ein Beweis dafür, dass die basenhungrigen Verdauungsorgane sofort ansprechen. Zahlreiche Hautpatienten berichteten über deutliche Juckreizmilderungen und das Abblassen akuter Hauteffloreszenzen. Über weitere Beobachtungen wurde bereits bei den klinischen Beispielen berichtet (s. S. 76).

Sobald durch die Zufuhr von Natriumbicarbonat eine momentane Alkalose des Bluts einsetzt, treten die Selbstregulationsmechanismen des Körpers in Kraft und schieben saure Valenzen ins Blut. Anfangs kann es dabei zu einer überschießenden Reaktion kommen, da der Körper immer bestrebt ist, sein Zuviel an Säuren abzustoßen.

Intravenöse Therapie als Initialzündung

Natürlich kann keine einzelne Injektion von 10 oder 20 ml Natriumbicarbonatlösung (entspricht 1–2 g Natriumbicarbonat) einen völlig übersäuerten Organismus normalisieren, aber es kann auf jeden Fall ein Reiz gesetzt werden, um ein im sauren Bereich erstarrtes System wieder aufzubrechen und zur Norm hin zu bewegen. Auch in anderen Bereichen der Naturheilkunde kann durch eine Behandlung keine sofortige Umkehr erreicht werden – aber einem Zündfunken gleich wird ein Reiz gesetzt, der eine erstarrte biochemische Reaktion wieder starten kann. Eine Baseninfusion füllt die Basenpuffer im Blut in kurzer Zeit auf, die nachfolgend ins Bindegewebe abgegeben werden.

Überraschend ist die rasche Linderung bei verschiedensten Beschwerden durch wenige Infusionen. Bei chronischen Krankheiten dauert es naturgemäß länger. Auch in diesen Fällen sollen die Baseninfusionen die Basenpuffer auffüllen, der eigentliche Heilungsverlauf erfolgt dann enteral, entweder durch orale Zufuhr von Basenmischungen oder eine entsprechende konsequente Ernährungsumstellung.

Inzwischen haben viele Therapeuten diese Baseninfusion übernommen. Linderungen akuter Säurezustände sind eigentlich immer zu erwarten. Aber die Infusionen sollen und können keine Ernährungsumstellung und/oder Einnahme von Basenpräparaten ersetzen. Sie sollen einem kranken Körper einen initialen Basenschub geben, Erstbeschwerden mildern und die Einsicht für eine notwendige Lebens- und Ernährungsumstellung vermitteln.

Intraarterielle Therapie

Über die positiven Erfahrungen mit intraarteriellen Injektionen von Natriumbicarbonat bei schweren Durchblutungsstörungen der Beine ist berichtet worden (s. S. 89).

Intraartierielle Baseninjektion
Empfohlen wird Natriumbicarbonat 4,2 % in der Dosierung 2–10 ml.
Bei der ersten Injektion ist eine Dosis von 2 ml empfehlenswert, um die Reaktion des Patienten zu testen. Bei Verträglichkeit kann diese bis zu 10 ml gesteigert werden.
Die Injektionsgeschwindigkeit soll ähnlich langsam einer Calciuminjektion sein. Besteht bei der ersten Injektion ein Missempfinden (Druckgefühl im Oberschenkel), sollte langsamer injiziert oder mit Kochsalz verdünnt werden. Eine Zugabe von Procain 1 % ist möglich.

In fast allen Fällen war kurz nach der Injektion eine Rosafärbung des vorher grau-zyanotischen oder auch blauen Fußes zu beobachten. Außerdem bestand danach eine deutliche Reduktion der Schmerzen oder sogar Schmerzfreiheit, stärker als mit der alleinigen Gabe von Procain. Auffallend war ferner die auftretende Fältelung der Haut als Zeichen des Ödemrückgangs. Zusätzlich ist die Injektion eines **Ozon-Sauerstoff-Gemischs** möglich, um die Aufnahme der Wirkstoffe zu beschleunigen (s. S. 89).

5.2 Ernährung als Therapie

Es ist beachtlich, dass schon zu Beginn des letzten Jahrhunderts von dem Ernährungswissenschaftler Berg (1926) auf die Bedeutung eines ausgeglichenen Säure-Basen-Haushalts hingewiesen wurde. Als einer der ersten analysierte er systematisch den Mineralstoffgehalt von Nahrungs- und Genussmitteln. Dabei stellte er fest, dass eine dauernd gesunde menschliche Nahrung mehr Verbindungsgewichte organischer als anorganischer Basen enthalten muss. Die wesentlichen Aspekte zu diesem Thema werden im Folgenden dargestellt und diskutiert.

5.2.1 Diskussionsbeitrag zur basischen und sauren Kost

Über die Ernährung im Sinne des Säure-Basen-Haushalts zu sprechen, ist nicht nur aus Sicht der klassischen Medizin ein heißes Eisen, sondern wird auch im Bereich der Naturheilkunde kontrovers diskutiert. Unter dem Titel *Ist basische Kost besser als saure?* erörterten 1989 in einer Zeitschrift drei Ernährungsfachleute dieses Thema (Selecta 1989).

Prof. Bernhard Knick führte die basische Kost auf die Hay'sche Trennkost zurück. Aus seiner Sicht ist die Hay'sche Empfehlung, sich zu 80 % von basenüberschüssigen Lebensmitteln und lediglich zu 20 % von den lebenswichtigen „säureüberschüssigen" Milch- und Getreideprodukten, Eiern, Fleisch und Fisch zu ernähren, aus heutiger wissenschaftlicher Erkenntnis und nach den Regeln der Deutschen Gesellschaft für Ernährung unausgewogen. Prof. Knick sagt ferner, dass säure- oder basenüberschüssige Kostformen die Titrationsazidität und den Harn-pH-Wert nur geringfügig veränderten und sich der Blut-pH-Wert wegen der hohen Pufferkapazität des Bluts kaum messbar verschiebe.

Es ist richtig, dass säure- oder basenüberschüssige Kostformen akut die Titrationsazidität und den Harn-pH-Wert nur geringfügig ändern, auch der pH-Wert des Bluts verschiebt sich nur langsam. Aber steter Tropfen höhlt den Stein, und wenn keine grundlegende Gegenpufferung erfolgt, macht sich ein Mangel in der Vollblut- und Plasmapufferung auf die Dauer bemerkbar.

Dr. Schwegler stellt den Sachverhalt aus physiologischer Sicht dar: „Bei einer ausgewogenen, gemischt tierisch-pflanzlichen Ernährung produziert der Organismus einen Überschuß an nichtflüchtigen Säuren. Dabei handelt es sich vorwiegend um HCl, H_2SO_4 und H_3PO_4. Diese sogenannten fixen Säuren entstehen zum größten Teil beim Abbau von Nahrungsproteinen aus ihrem Anteil an kationischen und schwefelhaltigen Aminosäuren, wie er für tierisches Eiweiß typisch ist. Pflanzliche Kost hingegen enthält große Mengen von basischen Salzen schwacher Säuren und kann daher als alkalisch angesehen werden. Die funktionelle Reservekapazität ist so hoch, daß eine normale Nierenfunktion den Säure-Basen-Haushalt auch bei stark einseitiger Ernährung im Gleichgewicht hält. Die Vorteile der basischen – sprich pflanzlichen – Kost liegen sicherlich eher in dem hohen Vitamin- und Faseranteil als in der Erzeugung eines ‚alkalischen pH-Wertes'."

Es ist aus physiologischer Sicht durchaus richtig, dass die funktionelle Reservekapazität hoch ist und eine normale Nierenfunktion den Säure-Basen-Haushalt auch bei stark einseitiger Ernährung im Gleichgewicht hält. Aber es gilt folgende Einschränkung:

Merke
Der Körper kann den Säure-Basen-Haushalt auf Dauer nur auf Kosten seiner Mineraldepots aufrechterhalten.

Würde eine ausgewogene Kostauswahl erfolgen, erübrigte sich auch die Zufuhr von Bicarbonat nach Sander (1999). Dies ist in der Praxis allerdings ein hochgestecktes Ziel, das nur von wenigen erreicht wird.

Dr. Walther Zimmermann gab auszugsweise folgende Antwort: „Die Vorstellung, daß man mit einer gezielten Kostform den Säure-Basen-Haushalt des Körpers beeinflussen könne, geht auf den schwedischen Ernährungsforscher Ragnar Berg (1873–1956) zurück. Er hat die basische Kost postuliert und von ihr den Schutz vor Krankheit und Tod abhängig gemacht." Nach Berg (1923) sollte eine Dauernahrung basenüberschüssig sein.

Die pH-Regulation des Stoffwechsels ist nicht nur von der Ernährung abhängig, sondern vielmehr von Puffersystemen wie Atmung, Muskelstoffwechsel (Milchsäure), Magensäuerung, Nierenfunktion und dem Mineralpool des Körpers. Der Effekt einer einseitigen Ernährung wird sich dagegen sichtlich auch im pH-Verhalten des Stoffwechsels, insbesondere am Urin-pH-Wert nachweisen lassen. Einseitige Ernährung induziert Stoffwechselbelastungen, das gilt für Fleischkost ebenso wie für Körnermahlzeiten.

Diese vor Jahren geführten Diskussionen hinsichtlich der Ernährung sind auch zu Beginn des zweiten Jahrtausends noch aktuell, wie die folgende Darstellung, entnommen aus den Infoblättern der Deutschen Gesellschaft für Ernährung 11/98 zum Thema *Säure-Basen-Gleichgewicht* (1998), zeigt:

„Zu der Frage: Kann es durch die Ernährung zu einer Übersäuerung kommen?

Die Antwort: Beim gesunden jungen Erwachsenen sind die Regulationssysteme des Säure-Basen-Haushaltes auch bei einer einseitigen Ernährung in der Lage, Säure- bzw. Basenüberschüsse zu kompensieren und auszuscheiden. Dies gilt nicht uneingeschränkt für Menschen im hohen Alter und Menschen unter physiologischen Extrembedingungen, z. B. Hochleistungssportler.

Für die Aufrechterhaltung lebenswichtiger Prozesse ist ein bestimmtes physiologisches Milieu notwendig, das über den pH-Wert der Körperflüssigkeiten (Blut/Urin) bestimmt wird. Ein Überschuß an Säuren oder Basen wird von den Körperzellen außen über die Lymphbahnen ins Blut abgegeben. Ein Regenerationssystem des Säure-Basen-Haushaltes sorgt dafür, daß das Verhältnis von Säuren und Basen im Organismus trotz oftmals großer Schwankungen bei der Aufnahme sowie bei der körpereigenen Bildung und Ausscheidung von sauren und basischen Substanzen konstant gehalten wird. Störungen des Säure-Basen-Haushaltes werden auf respiratorische oder metabolische Ursachen inklusive der Säure- oder Basenüberschüsse durch Ernährung und/oder Ausscheidung zurückgeführt.

Der Körper besitzt jedoch Puffersysteme, die ihre Wirkung entfalten, sobald der pH-Wert des Blutes sich ändert. Die Kapazität dieser körpereigenen Puffersysteme ist beim gesunden Menschen so hoch, daß auch relativ einseitige und extreme Nahrungseinflüsse auf den Säure-Basen-Haushalt kurzfristig ausgeglichen und mittelfristig die Puffersysteme durch die Ausscheidung von Säure- bzw. Basenüberschüssen regeneriert werden können.

Eine Einteilung von Lebensmitteln in säure- und basenbildende erfolgt aufgrund der Schätzung der intestinalen Absorption der für den Säure-Basen-Haushalt wesentlichen Nahrungsbestandteile und ihres Stoffwechsels im Körper.

Überwiegend *säurebildend* sind die schwefelhaltigen Aminosäuren aus den eiweißreichen Lebensmitteln sowie phosphatreiche Lebensmittel (z. B. Käse, Fleisch, Getreide), *basenbildend* sind mineralstoffreiche, insbesondere kaliumreiche Lebensmittel (z. B. Obst, Gemüse, Fruchtsäfte).

Neuerdings besteht ein Verfahren, die potentielle renale Säurelast der Ernährung beim Gesunden abzuschätzen. Bei normaler Kost kommt es zu einem Säureüberschuß von etwa 50–80 mmol/d, bei extrem einseitiger Kost aus natürlichen Lebensmitteln von maximal 150 mmol/d. Die maximale Säureausscheidungsfähigkeit der Niere unter chronisch maximaler Säurestimulation liegt bei 300–400 mmol/d.

Um die Jahrhundertwende wurden die Krankheitssymptome von Patienten, die sich vorwiegend von niedrig ausgemahlenen Getreideprodukten und Zucker und einer geringen Zufuhr von Obst und Gemüse ernährten, einer Übersäuerung des Körpers zugeschrieben. Aus heutiger Sicht waren diese Patienten an den Folgen eines Mangels an Vitaminen und Spurenelementen erkrankt. Viele Ärzte der Naturheilkunde arbeiten auch heute noch mit der Säure-Basen-Lenkung und fordern eine Entsäuerung des Körpers. Sie sehen in einer Übersäuerung des Körpers eine mögliche Ursache der zahlreichen Zivilisationskrankheiten. Der hohe Stellenwert des Säure-Basen-Haushalts in verschiedenen alternativen Ernährungsformen ist wissenschaftlich nicht begründet. Eine sogenannte basenüberschüssige Kost (relativ bescheidene Zufuhr an tierischem und pflanzlichem Protein, hoher Konsum von Obst, Gemüse und Fruchtsäften) zeigt über die allgemein bekannten Vorteile bezüglich der Nährstoffversorgung und der Zufuhr von bioaktiven Substanzen hinaus keine zusätzlichen gesundheitlichen Vorzüge durch die Schonung der renalen Säureausscheidungskapazität beim gesunden Erwachsenen. Eine manifeste Störung des Säure-Basen-Status im Blut ist immer Ausdruck einer Extremsituation (z. B. Sportler) oder einer Erkrankung (z. B. Azidose bei Diabetes mellitus).

Eine Einteilung der Lebensmittel nach ihrer sauren oder basischen Wirkung ist daher für den gesunden jungen Erwachsenen überflüssig. Neuerdings wird jedoch in der medizinischen Literatur über mögliche Vorteile einer basenüberschüssigen Ernährung, z. B. bei Frühgeborenen, diskutiert.

Das Alter führt zu einer Einschränkung der Nierenfunktion und damit auch der renalen Säureausscheidungskapazität. Bei einer Ernährung mit gleichbleibend hoher renaler Säurelast führt das im Alter zu einer Abnahme der Reserveausscheidungskapazität und zu einer zunehmend leichten Übersäuerung des Blutes. Derzeit ist offen, ob dieser leichten Übersäuerung des Blutes im Alter eine pathophysiologische Bedeutung zukommt. Bei Hochleistungssportlern erhöht eine basische Kost die maximale Leistungsfähigkeit.

Die abwechslungsreiche vollwertige Ernährung nach den Empfehlungen der DGE mit einem hohen Getreide-, Kartoffel-, Gemüse- und Obstanteil und einem mäßigen Verzehr von proteinreichen Lebensmitteln wie Fleisch weist eine unterdurchschnittliche hohe renale Säurebelastung auf."

Die grundsätzlichen Darlegungen sind selbstverständlich völlig korrekt. Ernährt sich ein Mensch nach den genannten Prinzipien, hält die Essrituale ein und ist einigermaßen im seelischen Säure-Basen-Gleichgewicht, so wird dieser Mensch auch biochemisch im Säure-Basen-Gleichgewicht sein, und seine Regulationsorgane erfüllen ihre Aufgaben völlig korrekt. Aber hier haben wir das Waage-Prinzip: Wird auf der einen Seite immer mehr aufgeladen, so wird auch das Ausscheidungsvermögen der Regulationsorgane stetig überladen.

Diabetes-Patienten z. B. sind nach meinen Erfahrungen immer mittelgradig bis stark übersäuert, sodass sich eine Basenzufuhr erstaunlich bessernd auf die Zucker- und Insulinregulation auswirkt. Es wird der Hochleistungssportler genannt: Aber wie viele chronisch Kranke sind Hochleistungssportler in ihren Organfunktionen! Zu nennen ist der anämische, der durchblutungsgestörte, der herzinsuffiziente, der asthmatische Geriatriepatient – alle sind sie wahrlich Hochleistungssportler in ihren Krankheitsdisziplinen! Sie bewegen sich immer an der Obergrenze ihrer physiologischen Leistungsbereitschaft und die Muskulatur arbeitet mangels Sauerstoff schon bei kleinsten Anstrengungen im anaeroben Bereich. Diese bedürfen alle dringend einer Entsäuerung. Meine Erfahrungen haben gezeigt, dass diesen chronisch kranken Menschen durch eine Basenzufuhr (= Entsäuerung) entscheidend geholfen werden kann.

In der Münchner Medizinischen Wochenschrift schreibt der Kommentator Stiefelhagen (2007) zur Metaanalyse von Kaltenbach und Mitarbeitern (2006): „Die Metaanalyse zeigt eindrucksvoll, dass die Refluxkrankheit durch lebensdiätetische Maßnahmen mit Ausnahme einer Gewichtsabnahme kaum zu beeinflussen ist. Deshalb sollte man betroffene Patienten auch nicht mit solch unwissenschaftlichen Empfehlungen belästigen, zumal diese auch kaum umgesetzt werden. Im Zeitalter einer effektiven medikamentösen Therapie mit Protonenpumpenblockern haben lebensdiätetische Empfehlungen – außer der Gewichtsreduktion – keine Berechtigung mehr."

Dieser Kommentar spiegelt die derzeitige Gesinnung zur Ernährung, speziell zur Säure-Basen-Wertigkeit der Ernährung, wider.

Eine ähnliche Thematik wurde auf dem 112. Kongress der Deutschen Gesellschaft für Innere Medizin diskutiert: „Kontroverse um die Eiweißrestriktion – Diät für Nierenkranke völlig überflüssig?“ Oder zum gleichen Thema: „Eiweißarme Diät bei Niereninsuffizienz – Quälerei oder sinnvolle Maßnahme?“

Diese Beispiele zeigen die unveränderte Problematik. Es gibt für alles Medikamente, es gibt die Dialyse, was will der heutige Patient noch mehr? Was es kostet, steht auf der anderen Seite der Medaille, wenn zugleich aufgrund der Rabattverträge der Kassen nur noch die billigsten Medikamente abgegeben werden dürfen. Bei genauer Beobachtung der Patienten drängt sich die Frage auf, ob nicht die Nebenwirkungen dieser Billigmedikamente größer sind als der eigentliche Nutzen, der damit erzielt werden soll.

Tatsache ist, dass beim Ausfall der Niere der Blutdruck steigt und eine Azidose entsteht, wenn die Abbauprodukte des Proteins Harnstoff, Kreatinin und Harnsäure nicht mehr oder nur ungenügend ausgeschieden werden können.

5.2.2 Merksatz und Kardinalfehler der Ernährung

Merke
Ernährung ist nicht direkt gleichzusetzen mit der zugeführten Energie (= Nahrung), sondern sie ist eine Funktion der Nahrung mit der gesamten Verdauungskraft, die aktuell dem Körper zur Verfügung steht:

$$\text{Ernährung} \longleftrightarrow \text{Nahrung} \times \text{Verdauungskraft}$$

Kardinalfehler der Ernährungsweise nach F.X. Mayr

- Es wird zu schnell gegessen!
- Es wird zu viel gegessen!
- Es wird zu oft gegessen!
- Es wird zu schwer gegessen!
- Es wird zu spät gegessen!
- Es wird zu viel Eiweiß gegessen!
- Es wird zu trocken gelebt!
- Es wird ohne Fastenpausen gelebt!

Die genannten Kardinalfehler kennzeichnen eindeutig die Fehler unserer heutigen Ernährungsweise. Diese Fehler und der Merksatz zur Ernährung zeigen auf, dass noch so gute Speisen von der Entstehung und von der Zubereitung her völlig ins Gegenteil verkehrt werden können, da die biochemisch optimale Verarbeitung zum aktuellen Zeitpunkt nicht gegeben ist. Hier muss auf die ausführlichen Arbeiten von Mayr (1951, 1974, 1975, 1977) und Rauch (2001 a, 2006 b, 2005) sowie Rauch und Mayr (2006) verwiesen werden.

Es kommt bei der Ernährung also auf die Trias der aktuellen Bilanz, der Aktivität der Pufferungssysteme und des gesamten Mineralstoffgehalts an.

Hier ist nach meiner Auffassung ein wichtiger Schnittpunkt der klassischen und der biologischen Medizin: Auf der einen Seite sind im streng wissenschaftlichen Sinne alle nur denkbaren Faktoren zu sehen, die eine Beeinflussung der Verdauungsaktivität ermöglichen, auf der anderen Seite die Denkweise nach F.X. Mayr als Erklärung für Problemstellungen im Magen-Darm-Bereich, aber auch im gesamten Körper.

In meiner Praxis verwende ich gern folgende Erklärung: „Mir ist einer lieber, der voll Genuss seinen Schweinebraten mit Weißmehlknödeln in aller Ruhe verspeist und die Speise wahrlich auskostet, als einer, der sich damit brüstet, nur vollwertige Kost zu sich zu nehmen, diese aber achtlos hinunterschlingt." Und es hat sicher schon fast jeder verspürt, dass es ihm nicht gut bekommen ist, wenn er voll Hast aus Heißhunger gegessen hat.

Beispiel aus der Technik: Was nützt einem Auto mit total verschmutzten Zündkerzen, verklebten Zylindern und altem, verdrecktem Öl das beste Superbenzin? Auch noch soviel Gasgeben wird den Autofahrer dazu nötigen, sein Auto als lahme Flugente zu bezeichnen. Wogegen ein Auto mit neuen Zündkerzen, sauberen Zylinderköpfen und frischem Öl auch mit Normalbenzin eine sehr gute Leistung bringen wird.

Ich meine, dass dieses Beispiel auf den Menschen übertragen werden kann. Was nützen die besten Nahrungsmittel, wenn sie gar nicht richtig verarbeitet werden können? Wenn z. B. die reine Rohkost nur relativ wenige Anhänger hat, so ist dies darauf zurückzuführen, dass sie zwar hinsichtlich der Nahrungsmittel vielseitig, seitens der Zubereitung jedoch einseitig ist und deshalb nicht jedermann gefällt.

Auch eine reine Obsternährung kann zwar vorübergehend wunderbar entschlacken, sollte aber nicht zur Dauerernährung werden. Außerdem entstünden Versorgungsprobleme, wenn sich Millionen Menschen auf einmal nur noch mit Obst und Südfrüchten ernähren wollten. Verschiedene Motoren brauchen verschiedene Kraftstoffzusammensetzungen. Darum haben sich einseitige Ernährungsweisen nicht dauerhaft auf breiter Front durchsetzen können.

5.2.3 Nahrung im Spiegel des Säure-Basen-Gleichgewichts

Über das Problem der richtigen Ernährung, sprich Nahrung, ist bereits viel geschrieben worden, die hier angegebene Literatur stellt nur einen kleinen Auszug dar: Bircher-Rey u. Rumber 1990, Juchheim u. Poschet 1992, von Körber et al. 2004, Lemann et al. 1996, Rauch u. Mayr 2006, Waerland 2001, Walb et al. 1996, Weiss 1994.

Merke
Nahrung muss alle Stoffe in genügender Menge enthalten, die der menschliche Organismus zum Aufbau und zur Erhaltung benötigt, und so zusammengesetzt sein, dass der Organismus in der Lage ist, die Nahrungsbaustoffe zu assimilieren und Überschüsse und Abbaustoffe rechtzeitig auszuscheiden (Abelow et al. 1992).

Unsere Nahrungsmittel können in drei Gruppen aufgeteilt werden (Bircher-Rey u. Rumber 1990, Rauch 2001 b):

- Säurespender oder -bildner
- Basenspender oder -bildner
- Nahrung im ungefähren Säure-Basen-Gleichgewicht

Der Körper braucht, um hier den Merksatz (s. S. 123) von vorhin weiterzuführen, Säuren und Basen in einer harmonischen Zusammensetzung für eine optimale Verdauungskraft. Leider hat sich bei der heutigen Nahrungsauswahl das Gleichgewicht auf die saure Seite verschoben. Dies gilt sowohl für die Ernährung des gesunden Menschen als auch, noch schwerwiegender, für den kranken Menschen.

Das Merkblatt zur Säure-Basen-Wertigkeit der Ernährung (S. 129) verdeutlicht die Zuordnung der jeweiligen Nahrungsmittel.

Säuren der Nahrung

Die Säuren der Nahrung werden unterteilt in anorganische und organische Säuren.

Anorganische Säuren (Mineralsäuren) sind

- Salzsäure,
- Schwefelsäure,
- Phosphatsäure,
- Salpetersäure.

Zur Ausscheidung gelangen anorganische Säuren nur in Form der Harnsalze – in chemischer Verbindung mit basisch wirkenden Elementen (Kalk, Kalium, Natrium, Magnesium).

Bei den **organischen Säuren** sind die Aminosäuren aus dem Eiweißabbau die wichtigste Gruppe. Diese haben im Säure-Basen-Gleichgewicht eine andere Wirkung. Nehmen wir als Beispiel die Fruchtsäure (Alpern u. Sakhaee 1997, Bircher-Rey u. Rumber 1990): Diese Säure schmeckt zwar sauer, hat aber keine nachteiligen Wirkungen. Früchte mit viel Fruchtsäure stellen hochgradige Basenlieferanten dar. Biochemisch wird Fruchtsäure im Stoffwechsel zu Kohlendioxid und Wasser weiterverarbeitet. Das Kohlendioxid wird über die Lungen abgeatmet und die Basen werden frei und stehen zur Neutralisation zur Verfügung. Bis jetzt war man überzeugt von dieser indirekten Basengabe der Fruchtsäuren. Aus neueren Überlegungen kann das so nicht mehr gelten. Bei der Zufuhr von Fruchtsäuren entstehen bereits zur Neutralisierung in der Mundhöhle Basenverluste, direkt spürbar am Stumpfwerden der Zähne nach konzentrierter Fruchtsäuregabe, da diese entmineralisieren.

Bei der Berechnung der potenziellen Säurebelastung der Nieren (PRAL: potential renal acid load) werden folgende Faktoren berücksichtigt:

- Mineralstoff- und Eiweißzusammensetzung der Nahrungsmittel
- durchschnittliche Aufnahme der entsprechenden Nährstoffe aus dem Darm
- Schwefelstoffwechsel
- Ausscheidung organischer Säuren über die Nieren

Mittels dieser PRAL-Werte (berechnet aus der Summe der täglich verzehrten Menge an Nahrungsmitteln und Getränken unter Einbeziehung der geschätzten Ausscheidung organischer Säuren) lässt sich die Nettoausscheidung ermitteln. Diese Berechnungsmethode erlaubt eine angemessene Vorhersage der Auswirkungen der Ernährung auf den Säuregehalt des Urins, mit der Einschränkung, dass es sich bei der geschätzten Säureausscheidung um eine bloße Reagenzglaswertigkeit handelt, die nicht alle in vivo vorhandenen Variablen berücksichtigt. Anhand dieser Richtschnur kann die angestrebte Säureausscheidung zur Erzielung eines gewünschten Urin-pH-Werts sichergestellt werden (**Tab. 17**).

Säurebildner

Säurebildner oder Basenräuber sind nach Bircher-Rey (1990) solche Nahrungsmittel, die selbst keine anorganischen Säuren zuführen, aber trotzdem versäuern, weil die Basenbestandteile durch den Herstellungsprozess ausgeschieden, zerstört oder weitgehend verändert wurden, wodurch der Körper gezwungen wird, die Basen aus den Depots zu lösen.

Die gefährlichsten **Basenräuber** unserer „normalen Ernährung" sind

- weißer Zucker,
- Weißmehl und dessen Produkte,
- gehärtete und raffinierte Fette,
- Industriegetränke (Cola), Zuckerlimonaden.

Auch das Vollgetreide hat Säureüberschüsse, aber weniger als das fertige Mehl, da die enthaltenen Mineralien eine Pufferwirkung aufweisen. Säurezuführend ist daher besonders der Frischkornbrei, der zusätzlich eine Gärungsstufe durchläuft, sei es beim Ansetzen über Nacht oder dann im Darm.

Basische Lebensmittel

Die basischen Lebensmittel enthalten Basenüberschüsse in Form von **Mineralbasen**. Dies sind Sauerstoffverbindungen verschiedener Elemente wie Eisen, Kalium, Kupfer, Magnesium, Natrium und, besonders wichtig, Calcium.

Eine Gefahr des Basenüberschusses besteht nicht, da Basen ohne Weiteres vom Körper ausgeschieden werden können. Die Bücher von Mayr (2000) sowie Rauch und Mayr (2006) sind wegen der praktischen Kochrezepte besonders empfehlenswert. Im Folgenden wird das Rezept für eine Basenbrühe vorgestellt:

Basenbrühe

- Zutaten

500–700 g Gemüse (nach Jahreszeit gemischt, z. B. Karotten, Sellerieknolle, Fenchel, Petersilienwurzel), 1 Knoblauchzehe, 1 Zwiebel, 4 Lorbeerblätter, 3 Gewürznelken, Wacholderbeeren, Muskatnuss, Meersalz

- Zubereitung

Wurzelgemüse mit einer Bürste unter fließendem Wasser gut reinigen und zerkleinern, in den Kochtopf geben, mit Wasser aufgießen und ca. 20 Minuten mehr ziehen als kochen lassen, dann durch ein Sieb passieren. Diese Brühe wird getrunken oder dient als Grundlage für andere Gerichte.

Aus praktischer Erfahrung ist der Hafer-Dinkel-Brei eine sehr gute Alternative zum Frischkornbrei. Durch den Fermentationsprozess des sehr kurzen Aufkochens wird dieses Getreidegericht in seinem Säuregrad zurückgestuft.

Tab. 17 Nahrungsmitteltabelle nach Remer und Manz (1995) mit der geschätzten potenziellen renalen Säurebelastung (PRAL in mEq/100 g).

Basenüberschuss	mEq/ 100 g	Säureüberschuss
• Apfelsaft, Gemüsesaft • Kaffee • Mineralwasser • Bier, Rotwein, Weißwein • Auberginen, Blumenkohl, Brokkoli, Chicorée, grüne Bohnen, Kartoffeln, Knoblauch, Kopfsalat, Paprika, Pilze, Radieschen, Rosenkohl, Sauerkraut, Sojabohnen, Tomaten, Zucchini, Zwiebeln • Ananas, Äpfel, Birnen, Erdbeeren, Grapefruit, Kirschen, Melonen, Orangen, Pfirsiche, Weintrauben, Zitronen • Haselnüsse • Margarine	1–5	• Weizen- und Roggenbrot, Pumpernickel, Weißbrot • Sandkuchen • Buchweizen, Mais • Reis (geschält) • Roggenmehl • Eiweiß • Milch, Naturjoghurt, Sahne, Frischkäse, Weichkäse • Erbsen, Linsen • Mandeln • Schokolade • Butter
• Feldsalat, Rucola • Fenchel, Grünkohl, Kohlrabi, Sellerie • schwarze Johannisbeeren • Basilikum, Schnittlauch	5–10	• Grahambrot, Zwieback • Cornflakes • Amarant • Hirse, Weizenmehl • Eiernudeln, Spaghetti • Hühnereier • Bierschinken, Cervelat, Fleischwurst • Huhn, Kalb, Lamm, Rind, Truthahn • Hering, Kabeljaufilet, Lachs, Zander • Erdnüsse, Pistazien, Walnüsse
• Spinat • Petersilie	10–15	• Camembert, Quark • Corned Beef, Gans, Salami • Haferflocken • Reis (ungeschält)
• Feigen (getrocknet)	15–20	• Hartkäse • Kaninchen • Krabben
• Rosinen	20–25	–

Zucker, Oliven- und Sonnenblumenöl, Kefir sowie stilles Mineralwasser haben einen PRAL von 0.

Hafer-Dinkel-Brei

- Zutaten

1 ½ Esslöffel Hafer und 1 ½ Esslöffel Dinkel (aus biologischem Anbau)

- Zubereitung

Getreide in der Mühle frisch schroten, in einen Topf mit 2 Tassen kalten Wassers geben, unter ständigem Rühren nur ganz kurz aufkochen lassen. Dazu zerkleinertes Frischobst, Rosinen oder Nüsse geben.

Anmerkungen zum Hafer

Neben der üblichen Stärke kommen im **Hafer** Kohlenhydrate als Umsetzungsprodukte vor, die im Darm leicht aufgenommen werden. Des Weiteren liegen Kohlenhydrate vor, die im Wasser leicht aufquellen und dann den Haferschleim bilden. Eine dritte Gruppe von Kohlenhydraten leitet sich vom Fruchtzucker ab und kann im menschlichen Körper ohne Mitwirkung von Insulin verwertet werden. Die Fette des Hafers sind so zusammengesetzt, dass sie den Cholesterinstoffwechsel entlasten. Ferner enthält der Hafer hochwertiges Eiweiß sowie eine ideale Zusammensetzung von Spurenelementen. Durch die Ernährung mit Hafer wird die körperliche und geistige Leistungsfähigkeit des Menschen gesteigert. Antriebslosigkeit und Depressionen lassen sich auf natürliche Weise abbauen.

Anmerkungen zum Dinkel

Nach Hildegard von Bingen (1089–1179) ist der **Dinkel** das beste Getreidekorn. Dinkelernährung ist eine Basisdiät, die ernährungsbedingte Gesundheitsschäden wieder voll ausgleichen kann. Das Dinkelkorn enthält nicht nur die für den gesunden Organismus lebensnotwendigen Grundstoffe Eiweiß, Fett, Kohlenhydrate, Vitamine und Mineralstoffe (Mengen- und Spurenelemente), sondern außerdem Wuchs- und Zellernährungsstoffe.

Säure-Basen-Wertigkeit der Ernährung

Das folgende Merkblatt zur Säure-Basen-Wertigkeit der Ernährung stellt eine vereinfachte Übersicht der wichtigsten Grundnahrungsmittel für das tägliche Leben und Einkaufen dar, dabei sollten 80 % der Nahrung basisch und neutral sein, maximal 20 % der Nahrung sauer bzw. säuernd. Leichte Abweichungen zu **Tab. 17** (s. S. 127) ergeben sich dadurch, dass die renale Säurebelastung des Urins auf einem labortechnisch ermittelten Messverfahren beruht, bei dem nicht alle im menschlichen Organismus ablaufenden Verarbeitungsprozesse erfasst werden.

Merkblatt zur Säure-Basen-Wertigkeit der Ernährung

- **Säurespendende und säureerzeugende Nahrungsmittel**

  Säurespender

  - Ei (Eiweiß ist säureüberschüssig, Dotter allein = basisch)
  - Erdnüsse
  - Essig, Senf
  - Fisch
  - Fleisch, Geflügel, Innereien (Leber, Nieren, Hirn), Speck, Wild, Wurst
  - Fleischbrühe
  - Hülsenfrüchte, Rosenkohl, Spargel
  - Käse, Quark
  - stark kohlensäurehaltige Getränke, Sekt
  - Vollwertgetreide (am wenigsten Dinkel, Hafer, Hirse)
  - gering: Milch und Sahne

  Säureerzeuger

  - billige Salatöle, gehärtete, raffinierte Fette und Öle, gewöhnliche Margarine
  - Fabrikzucker, Kuchen, Schokolade, süße Torten, Süßigkeiten, Speiseeis, Teigwaren, Weißmehlprodukte, Zwieback
  - geschälte und polierte Getreide, polierter Reis, weiße bis graue Brote
  - Bohnenkaffee, Limonaden, Alkohol

- **Basenspendende Nahrungsmittel**

  - Blattgemüse, Gemüsefrüchte, Gemüsesuppen, Mandeln, Obst (auch Dörrobst), Wurzelgemüse
  - Kartoffeln
  - Gewürzkräuter: Kresse, Majoran, Petersilie, Rosmarin, Salbei, Schnittlauch, Thymian
  - Wildkräuter: Brennnessel, Löwenzahn
  - Mineralwässer ohne Kohlensäure

- **Nahrungsmittel im Säure-Basen-Gleichgewicht**

  - Butter, naturbelassene Fette und Öle
  - Wasser
  - Kombinationen der ersten und zweiten Gruppe

5.2.4 Darmreinigungs- und Fastenkuren

Aufgrund der positiven Erfahrungen aus der täglichen Praxis und aus Fastenkursen soll ein kurzer Fastenvorschlag (s. S. 132) vorgestellt werden, der als „Schnupperkurs" bezeichnet werden kann. Aber auch dieser Vorschlag, so banal er für Fastenerfahrene klingen mag, kann seine Tücken haben: Der erstmalig Fastende wird seinen Körper erleben, wie er ihn noch nie erlebt hat – nur, weil er freiwillig fastet.

Als Mayr-Arzt zeige ich außerdem eine Entgiftungskur im Sinne F.X. Mayrs auf (s. S. 133). Hier ist das entscheidende Moment das Weglassen der Abendmahlzeit. Dies ist bereits eine einschneidende Maßnahme, ein Verlassen ausgetretener Pfade!

Nach einer Fastenkur können die Blutbefunde gleich geblieben sein, wenn hoch genug gepuffert wurde, aber aus den Geweben wurden erhebliche Mengen an Stoffwechselschlacken ausgeleitet.

Es kommt bei Darmreinigungs- und Fastenkuren (auch nach F.X. Mayr) immer zu einer Säureverschiebung, deshalb ist die bewusste Pufferung für den Kurerfolg entscheidend wichtig. Das Gleichgewicht zwischen Blut und Geweben ist messtechnisch nicht zu erfassen, es ist aus dem Gesundungsverlauf jedoch humoralpathologisch abzuleiten.

Es muss deshalb unterschieden werden zwischen

- stoffwechselreinigenden,
- stoffwechselneutralen,
- stoffwechselbelastenden Diäten und Kuren.

Merke
Schon Mayr (1951) selbst hat auf folgende Grundsätze hingewiesen: **Schonung**, **Säuberung** und **Schulung**. Dem ist noch die **Substitution** hinzuzufügen.

Schonung: Durch eine Fastenkur oder sonstige Intensivdiäten, wie die Milchdiät nach Mayr, wird der Darm vorübergehend geschont, damit sich dieser regenerieren kann. Eine Schonung kann auch zu beliebigen Tagen erfolgen, indem z. B. keine Abendmahlzeit eingenommen wird.

Zur **Säuberung** wird eine isotonische Bittersalzlösung morgens nüchtern getrunken, damit der Darm von dieser Lösung durchspült und die Selbstreinigung angeregt wird.

Schulung heißt, zu einem vernünftigen Essritual zurückzufinden, insbesondere gründlich zu kauen und langsam zu essen.

Zu den von Mayr (1951) aufgezeigten „drei S" füge ich noch ein viertes „S" hinzu: die **Substitution.** Es soll bewusst darauf hingearbeitet werden, dem Körper Basenstoffe zuzuführen, um vorhandene Säuren zu puffern, damit aus dem Körper auszuleiten und die Basenvorräte im Körper wieder genügend aufzufüllen.

In diesem Zusammenhang möchte ich die Besonderheit der F.X. Mayr-Kur unter der Vielzahl der gepriesenen Kuren herausstellen. Eine F.X. Mayr-Kur reicht von Teefasten, über die Milch-Semmel-Diät – mit und ohne Zulagen – bis hin zur milden Ableitungsdiät. Sie ist keine Standardkur, die für jeden passen soll, vielmehr wird aufgrund der ärztlichen Untersuchung für jeden Patienten das individuell passende Programm festgelegt. Dadurch erklären sich die besonderen Erfolge dieser Kur.

Winkler (1990) konnte in seiner Arbeit *Regenerations- und Funktionsverbesserungen von Zellen durch ärztlich kontrolliertes Fasten* den wissenschaftlichen Nachweis für die Wirksamkeit der F. X. Mayr-Kur erbringen.

In dieser Arbeit wurden anhand der Abnahme von biogenen Aminen folgende Wirkungen abgeleitet:

- Entlastung des Eiweißstoffwechsels
- Normalisierung von Stoffwechselparametern (Cholesterin, Gesamteiweiß, Spermidine)
- Senkung des Körpergewichts
- Verlangsamung des Alterungsprozesses von Zellen
- positive Beeinflussung des Immunsystems im Darm

In der täglichen Praxis haben sich meine Merkblätter für eine Fastenkur und die Entgiftungskur bewährt. Und auch die Waldkirchner Fastensuppe wurde schon von vielen gerne gegessen bzw. „gelöffelt".

Waldkirchner Fastensuppe

- Zutaten für 4 Personen

100 g rohe Kartoffeln, 200 g Karotten, 100 g Sellerie, 100 g Lauch, 1,5 l Wasser, Majoran, Kümmel, Thymian, Meersalz, 3 Esslöffel Sauerrahm, 2 Teelöffel Kräuter (Petersilie, Schnittlauch)

- Zubereitung

Wurzelwerk waschen und in größere Stücke schneiden; geschälte Kartoffeln würfeln, zum Wurzelwerk geben und mit Wasser auffüllen, leicht kochen lassen. Die Kochzeit beträgt ca. 20 Minuten. 10 Minuten vor dem Garwerden Majoran, Kümmel und evtl. Meersalz zugeben. Mit einem Mixer zerkleinern oder durch ein Sieb passieren; frischgehackte Kräuter darüberstreuen.

- Essweise

Mit kleinem Löffel essen, jeden Bissen einspeicheln, als Beilage altbackenes Roggenbrot.

Merkblatt zur Fastenkur

Fasten ist eine freiwillige, zeitlich begrenzte Nahrungsenthaltung, die es seit jeher gibt. Streng genommen heißt dies, nichts zu essen und nur zu trinken, im Wesentlichen Kräutertee, Gemüsebrühe und viel Wasser. Seit Jahrtausenden wird aus zweierlei Gründen gefastet: aus religiösen oder zur Heilung von akuten und chronischen Krankheiten. Von Tieren ist bekannt, dass sie sich bei Krankheiten zurückziehen und jegliche Nahrung verweigern. Auch Kinder haben noch den natürlichen Instinkt, bei fieberhaften Krankheiten nichts essen zu wollen, und sind vernünftiger als die Mütter, die dann Nahrung aufzwingen wollen.

Fasten hat sich bei folgenden Krankheiten bewährt:

- Bluthochdruck
- koronare Herzkrankheit
- Erwachsenen-Diabetes
- Gicht
- schmerzhafte Reizzustände der Gelenke
- Übergewicht
- Oberbaucherkrankungen (Galle-, Magen- und Bauchspeicheldrüsenreizungen)
- chronische Darmleiden
- akute Infekte infolge einer Schwächung der Abwehr
- allergische Erkrankungen

Um ins Fasten hineinzukommen, schlage ich eine **Kurform** für ein, zwei, drei oder mehr Tage vor, die jeder mit etwas Überwindung durchführen kann.

Vorschlag für den Ablauf

- Morgens 2 Teelöffel F.X. Passagesalz oder 1 Teelöffel Bittersalz langsam mit 250 ml lauwarmem Wasser übergießen und nüchtern trinken.
- Morgens, mittags und abends 1 Glas Gemüsesaft schluckweise trinken, noch besser mit einem kleinen Löffel langsam einlöffeln.
- Zwischendurch viel Wasser und Tee (2–3 l am Tag!), z. B. Grüner-Hafer-Tee oder Kräutermischungen, keine Früchtetees, vormittags Gemüsebrühe (Fertigpräparate oder selbst zubereitet) trinken.
- Vormittags und abends nach Belieben: 1 Teelöffel Alkala, 3 Teelöffel Basica, 3 Bullrich's Vital Tabletten in Wasser auflösen und trinken.

In diesen Tagen nichts Besonderes vornehmen, bei Schwäche Ruhepause einlegen. Viel gesundheitlichen Erfolg!

Merkblatt zur Entgiftungskur

- Täglich morgens nüchtern 250 ml lauwarmes Wasser mit 1 Teelöffel Bittersalz oder 2 Teelöffeln F. X. Passagesalz trinken.
- Nach frühestens einer halben Stunde ein leichtes Frühstück: Hafer-(Dinkel-)Brei – als Kauhilfe kleine Stückchen altbackenes Brot (Sorte nach Belieben) kauen und einspeicheln, dann einen kleinen Löffel Brei dazu in den Mund geben.
- Nach rund fünf Stunden folgt das Mittagessen: allgemein leichte Kost oder auch eine Suppentasse Gemüsebrühe, als Kauhilfe wieder kleine Stückchen altbackener Semmeln oder Mischbrot kauen und dann einen kleinen Löffel Gemüsebrühe in den Mund geben. Die Sättigungswirkung wird erstaunen.
- Abends: Nur Fenchel-, Gänsefingerkraut-, Lindenblüten-, Melissen- oder Salbeitee mit 1 Teelöffel Honig pro Tasse löffelweise einnehmen.
- Beim Essen größte Konzentration auf Kauen und Einspeicheln legen:

  Jeden Bissen mindestens 50-mal kauen. Zählen!
  Je besser gekaut und eingespeichelt wird, desto schneller kommt die Genesung.

- Bei Durst-, Hunger-, Leeregefühl, Übelkeit, aber auch sonst täglich die oben beschriebenen Kräutertees oder Wasser trinken.

  Die Trinkmenge sollte bei 2–3 l am Tag liegen (besonders wichtig bei Baseneinnahme, s. u.).

- Nach Möglichkeit vor dem Mittagessen eine Erholungspause einlegen oder Niederlegen für eine halbe Stunde mit Wärmflaschenwickel auf den Bauch.
- **Trockenbürsten** des ganzen Körpers (1 Minute) morgens, danach heiß und kalt duschen, dann mit einem trockenen Tuch intensiv warmreiben.

Basenbad (zweimal pro Woche): In körperwarmes Badewasser ca. 100 g (1 Handvoll) Natriumbicarbonat (z. B. Bullrich Salz) geben, die besondere Entsäuerungswirkung kommt mit einer Badedauer von einer Stunde, danach mit Seife gut abbürsten, duschen und eine Ruhepause von einer halben bis einer Stunde einlegen.

- Abends möglichst früh schlafen gehen, spätestens 22.00 Uhr, mit Wärmflaschenwickel auf dem Bauch.
- **Verboten bzw. stark einzuschränken sind**
  - Bohnenkaffee,
  - Zucker (Süßigkeiten, Schokolade, Kuchen),
  - Obst (auch Kompott und Fruchtsäfte),
  - fettes und schwerverdauliches Essen,
  - Alkohol,
  - Nikotin,
  - Medikamente (außer biologische Medikamente).

Jeder wird beim Fasten bzw. bei dieser Intensivdiätetik merken, dass ihm diese Genussmittel nicht mehr guttun werden, es kommt sehr rasch zu einem Lernprozess!

- In dieser Zeit unbedingt Basenmineralsalze einnehmen, z. B. Alkala, Basica, Bullrich's Vital, Satyrin Basentrank. Dosierung so wählen, dass bei der Urin-pH-Messung ein- bis zweimal pro Tag Werte um 7 erreicht werden.

5.2.5 Säure-Basen-Haushalt und milchsaure Lebensmittel

Nach dem bisher Aufgezeigten sind Nahrungsmittel ideal, die einen basischen pH-Wert aufweisen. Hier ist jedoch ein wichtiger Hinweis angebracht: Es muss unbedingt die **biochemische Verarbeitung** beachtet werden.

Die Bedeutung der milchsauren Lebensmittel erklären Matzkies und Jürgens (1987) so: „Durch die Zufuhr von Säure kommt es keineswegs immer zu einer Säurebelastung des Organismus. Fruchtsäuren und auch Lactat werden im Stoffwechsel oxydiert. Dabei wirken diese Säuren alkalisierend, da das Anion unter Mitnahme eines Protons verbrennt. Die guten diätetischen Eigenschaften von Obstsäften sind möglicherweise auf diese alkalisierende Wirkung zurückzuführen."

Diese alkalisierende Wirkung wird auf jeden Fall auch eine **Dosisfrage** sein, da ein Zuviel an Obstsäften im Darm ein Übermaß an Gärung hervorrufen wird.

Brottrunk

Auf die Pufferung durch den Brottrunk wurde bereits hingewiesen (s. S. 99). Bei diesem Getränk hat Förster (1988) feststellen können, dass sich der Säure-Basen-Haushalt des Gesunden nicht verändert.

Kanne-Brottrunk wird hergestellt, indem speziell dafür gebackenes Sauerteigbrot aus biologisch angebautem Getreide (Weizen, Roggen, Hafer) zerkleinert und mit Quellwasser in großen Gärkesseln angesetzt wird. Unter Ausschluss von Sauerstoff lösen die natürlich vorkommenden Milchsäurebakterien (Laktobazillen – Lactobacillus reuteri) eine Gärung aus, die mehrere Wochen dauert. Die Laktobazillen bilden aus den Kohlenhydraten des Brots zunächst Zucker und daraus über die Zwischenstufe Brenztraubensäure die Milchsäure. Die Vergärung des Brots führt also zu einer Zunahme von Milchsäure, Aromen und Kohlendioxid, während gleichzeitig die Kohlenhydratmenge abnimmt.

Die Milchsäure in diesem Getränk hat äußerlich eine Desinfektionswirkung, bietet einen natürlichen Schutz gegen Infektionen der Mundhöhle und fördert die Heilung akuter Dysenterien. Die Milchsäure kann außerdem eine Säurestarre über die Leberaktivierung aufbrechen. Auch der Herzmuskel braucht die Milchsäure als eigentlichen Energiespender, zugleich ist eine ausreichende Sauerstoffversorgung zur biochemischen Umsetzung notwendig.

Wirkungen im und über den Darm können durch das typische Probiotikum erklärt werden, das auf Keime abtötend wirkt und in der Lage ist, Symbionten im Verdauungstrakt wieder neu zu besetzen. Die regulierenden und heilenden Einflüsse in entzündlichen Gebieten sind in der desinfizierenden, bakteriostatischen bis bakteriziden, virustatischen sowie antimykotischen Wirkung begründet.

Durch den ausgewogenen Gehalt an Mineralstoffen, Vitaminen, Aminosäuren und Milchsäurebakterien, vor allem aber durch die Brotenzyme ergeben sich entgiftende, reinigende, aktivierende, entzündungshemmende und regulierende Wirkungen.

Somit wundert es Wehner auf dem Deutschen Kongress für Komplementärmedizin 2005 nicht, dass der Brottrunk ausgesprochen vielfältig eingesetzt werden kann, beispielsweise im Rahmen des Better-Agings, ferner in Onkologie, Dermatologie,

Nephrologie, Gastroenterologie, Gynäkologie, Allgemeinmedizin, Zahnheilkunde, Pulmologie, Rheumatologie und Immunologie.

5.3 Pharmakologische Wertung des Natriumhydrogencarbonats

Einem Kollegen war bei der Rezeptur des Basenpulvers nach Sander ein Missgeschick passiert, und es kam dadurch zu einer relativen Nebenwirkung. Über das Bundesgesundheitsamt bekam er dann die Stellungnahme eines Pharmakologen. Diese soll zunächst zitiert werden:

„Stellungnahme zu Calciumcarbonat und Natriumhydrogencarbonat als Antazida:

Natriumhydrogencarbonat ist ein resorbierbares Antazidum und wird aus diesem Grund (Gefahr der metabolischen Alkalose) sowie wegen der unangenehmen Kohlendioxidenentwicklung im Magen heutzutage nicht mehr verwendet. Besonders ungünstig wirkt sich die hier vorliegende gleichzeitige Gabe von Natriumhydrogencarbonat und Calciumcarbonat aus. In der gewählten Dosierung ist mit dem Auftreten des Milch-Alkali-Syndroms zu rechnen, das bereits im Zusammenhang mit der sogenannten Sippy-Kur (1912) beobachtet wurde (Orwoll 1982). Gleichzeitige Zufuhr von Calciumionen und resorbierbaren Antazida führt zu Hyperkalzämie und Alkalose. Die Alkalose beim Milch-Alkali-Syndrom ist Folge der gleichzeitigen Hyperkalzämie, die die renale Bicarbonatausscheidung hemmt (verringertes Glomerulusfiltrat, Volumenmangel durch erhöhte Na-Ausscheidung, verringerte Parathormonausschüttung). Andererseits hemmt Alkalose die renale Ausscheidung von Calciumionen, so daß die Hyperkalzämie begünstigt wird (Circulus vitiosus). Über einen renalen Effekt sowie über die verringerte Ausscheidung von Parathormon kommt es zusätzlich zu Hyperphosphatämie, die im vorliegenden Fall durch die gleichzeitige Gabe des Natriummonohydrogenphosphat-Dodecahydrats noch verstärkt werden dürfte. Hyperkalzämie, Alkalose und Hyperphosphatämie führen zur Nephrokalzinose und damit zur Niereninsuffizienz."

Aus unserer Erfahrung ist zu entgegnen: Natriumhydrogencarbonat wird deshalb verwendet, weil es ein resorbierbares Antazidum ist. Es kann sicher nach der klassischen Definition vorübergehend eine metabolische Alkalose auftreten, also eine reine pH-Verschiebung über 7,5 hinaus, entscheidend ist aber, dass es zur Pufferauffüllung kommt. Außerdem bedarf es im Routinefall enormer Mengen an Natriumbicarbonat, um die Vollblut- und Plasmakapazität in basische Bereiche zu führen. Die Gefahr der echten metabolischen Alkalose besteht also nicht. Zur Kohlendioxidentwicklung im Magen ist nur soviel zu sagen: Viele Patienten haben sowieso ein Aufstoßen oder hätten das Gefühl der Besserung, wenn sie bei vollem Bauch aufstoßen könnten, und dies wird therapeutisch erreicht.

Die Kombination von Natriumbicarbonat und Calciumcarbonat ist nicht ungünstig. Hier ist der Extremfall einer möglichen Komplikation in Form des Milch-Alkali-Syndroms herausgegriffen worden. Außerdem bezieht sich die Sippy-Kur auf das Jahr 1912, und der Säure-Basen-Haushalt der Menschen von heute ist leider nicht mehr mit denen aus dem Jahr 1912 zu vergleichen.

Die Sippy-Kur ist eine reine Milchkur (Schmidsberger 1975), die sich zu dieser Zeit bei Magengeschwüren bewährt hatte. Über mehrere Wochen wurde eine Mischung aus 0,5–1,0 l Milch und 0,5–1,0 l Rahm in kleinen Portionen über den Tag verteilt eingenommen (Rauch u. Mayr 2006). Davor hatte schon der russische Arzt Karell bei Kreislaufkranken eine Milchkur verordnet, dabei wurden fünf Portionen Milch zu 100 ml gegeben, zusätzlich ein Ei und zwei Stück Zwieback. Diese Kurformen werden heutzutage nicht mehr verabreicht und eine mögliche Gefährdung ist somit ausgeschlossen.

5.4 Azidosetherapie im Preisvergleich

Im Rahmen der Diskussion zu Gesundheitsreformgesetzen und geplanten Sparmaßnahmen darf eine Betrachtung der Therapiekosten nicht unbeachtet bleiben.

Allein aus einer konsequenten Ernährungsumstellung würden sich nachhaltige Einsparungen ergeben, wenn eine Abkehr vom üppigen Essen so manch einen Gaumenkitzel überflüssig machte.

Jeder Therapeut kann sich rasch einen Überblick zu den aktuell am Markt erhältlichen Präparaten verschaffen. So sind im Laufe der letzten Jahre durch den Generika-Markt die Preise der Säureblocker gefallen und haben sich beinahe den Kosten der Basenmineralpräparate angeglichen.

Allerdings besteht neben dem Preisvorteil der Azidosepräparate der unschätzbare Vorteil, dass im Gegensatz zu Säureblockern eine echte kausale Therapie geleistet wird. Es wird nicht nur ein Krankheitssymptom beseitigt, sondern ein Krankheitsgeschehen an der Wurzel bekämpft. Und dies gilt für jede Zelle im menschlichen Körper. Krankheiten können zwar durch andere Ursachen als Übersäuerung entstehen, aber der Krankheitsverlauf wird harmonischer und die Genesungszeit kürzer sein, wenn Basenmittel eingesetzt werden.

Zu den H_2-Blockern und der Weiterentwicklung zu den Protonenpumpenblockern ist aus Sicht des Säure-Basen-Haushalts Folgendes anzumerken: Diese Medikamente sind gewiss eine Pionierleistung und stellen eine entscheidende Hilfestellung und Schmerzlinderung in der Erstbehandlung von akuten Krankheitszuständen dar, und es wäre unethisch, sie dafür nicht einzusetzen. Aber sie gehen an sich völlig am Problem der Magenerkrankung vorbei. Denn neben der Salzsäureproduktion ist es die Bicarbonatproduktion, die die Belegzellen erfüllen müssen, um die basophilen Organe entsprechend versorgen zu können. Ganzheitlich und im Lichte des Säure-Basen-Haushalts betrachtet ist deshalb, bis auf ganz wenige Ausnahmen, die Therapie von Magenerkrankungen mit Säureblockern als kostenintensiver therapeutischer Nihilismus zu bezeichnen.

6 Studienergebnisse

In diesem Buch wurde neben den wichtigsten Hintergründen zum Säure-Basen-Haushalt eine Reihe von klinischen Beispielen aufgeführt und erläutert. Allerdings lassen sich aus diesen Messergebnissen keine empirischen Daten ableiten. Die nachfolgend aufgezeigten Studien sind jedoch statistisch aufgearbeitete Ergebnisse zur Einnahme von Basenmineralsalzen bzw. Basengemischen.

Einflüsse von basischen Mineralsalzen auf den menschlichen Organismus unter standardisierten Ernährungsbedingungen

Die Autoren Witasek, Traweger, Gritsch, Kogelnig und Trötscher (1996) vom Institut für Regenerationsforschung in Lans und vom Institut für Statistik der Universität Innsbruck haben Patienten während standardisierter Ernährungsbedingungen im Sinne einer Therapie nach F.X. Mayr untersucht. Es folgt ein Auszug aus ihrer Studie:

„Ziel dieser Studie war es, die auf Basis der Säure-Basen-Theorie zu erwartenden positiven Auswirkungen von basischen Mineralsalzen (Natriumbicarbonat, Calciumcarbonat, Magnesiumcarbonat, Kaliumcitrat und Natriumphosphat) unter standardisierten Ernährungsbedingungen im Sinne einer Therapie nach F.X. Mayr auf den menschlichen Organismus zu untersuchen.

Viele Hypothesen konnten durch die Ergebnisse verifiziert werden:

1. Die intrazelluläre Basenpufferkapazität, d. h. die Möglichkeit, im Stoffwechsel entstandene oder durch die Nahrung aufgenommene Säuren durch Puffersysteme zu neutralisieren, ist eine entscheidende Meßgröße im Säure-Basen-Haushalt. Sie verbesserte sich bei der Verum-Gruppe signifikant gegenüber der Kontrollgruppe. Nur mit Hilfe des Basen-Mineral-Gemisches gelang es, die von vorneherein übersäuerten Patienten aus einer latenten Gewebsazidose herauszuführen. Während einer hypokalorischen Kost tritt in den ersten Tagen in den meisten Fällen eine Fastenazidose mit den Fastenkrisen wie Übelkeit, Erbrechen, Kopfschmerzen, Muskelschmerzen, Schwindel und Schlappheit auf. Diese Krisen traten bei Zufuhr von basischen Mineralsalzen viel seltener auf oder verliefen wesentlich milder.
   Das bedeutet, daß bei gewichtsreduzierenden Diäten die Einnahme von basischen Mineralstoffen eine wesentliche Erleichterung darstellen kann.
2. Die signifikante Senkung der Fibrinogenkonzentration im Plasma, insbesondere bei Risikopatienten mit erhöhtem Alkoholkonsum und wenig Bewegung, bedeutet eine echte Prophylaxe gegen Hypertonie, koronare Herzkrankheit mit Infarktrisiko und zerebrale Mangeldurchblutung mit Apoplexiegefahr. Fibrinogen ist nicht nur ein Gerinnungsfaktor, sondern unter anderem auch für die Erythrozyten-Aggregation verantwortlich. Die daraus resultierenden Erythrozytenkonglomerate (‚Geldrollenbildung' – ‚sludging-Phänomen') beeinträchtigen die Mikrozirkulation stark. Auch die Plasmaviskosität ist durch die erhöhte Konzentration des Makromoleküls erhöht, so daß insgesamt auch ein erhöhter Blutdruck notwendig ist, um

die Zirkulation aufrechtzuerhalten. Die Kombination von Hypertonie, Erythrozytenaggregation und Säurestarre der Erythrozyten ist ein schwerwiegender Risikofaktor für Gewebe mit erhöhtem Sauerstoffbedarf wie Nervensystem und Herz.

3. Das Beschwerdemuster im Bewegungsapparat, verbunden mit Gelenk-/Gliederschmerzen, Kreuzschmerzen, Muskelverspannungen und Kopfschmerzen, besserte sich signifikant durch die Einnahme von Basen-Mineral-Pulver. Verantwortlich für diese eindrucksvolle Beschwerdelinderung ist sicherlich die Bekämpfung des Azidoseschmerzes, welcher bei Mangeldurchblutungen, chronischen Muskelverspannungen und auch chronischen Entzündungen auftritt. Eine adjuvante Basentherapie ist daher auch bei diesen orthopädischen Beschwerdebildern angezeigt.
4. Die Streßanpassung, repräsentiert durch die Merkmale Müdigkeit/Erschöpfung, Schlafstörungen, Konzentrationsstörungen und Abnahme der Merkfähigkeit, konnten durch die Einnahme von basischen Mineralsalzen wesentlich verbessert werden. Auch diesem Aspekt kommt in der heutigen Zeit große Bedeutung zu, denn immer mehr Menschen sind dem Alltagsstreß nicht gewachsen, was zu einer starken Beeinträchtigung ihres individuellen Befindens und der damit verbundenen Grundgesundheit führt. Hier wird eine ausgeprägte psychosomatische Koppelung deutlich.
5. Cholesterin, das als großer Risikofaktor eingestuft wird, ließ sich durch die Einnahme von Basenpulver erheblich reduzieren. Diese Senkung ist wahrscheinlich auf eine biochemische Leberaktivierung zurückzuführen. Das heißt, daß die Cholesterinwerte durch die Einnahme von Basen-Mineral-Pulver auf natürliche Art, also ohne chemische Lipidsenker, verbessert werden konnten.
6. Auch der Blutdruck konnte durch die Basen-Mineral-Kapseln signifikant gesenkt werden. Die Verbesserung der Hämorheologie und die Senkung des Natriumspiegels können dafür verantwortlich gemacht werden. (Zu beachten: trotz der Zufuhr von Natriumbicarbonat kam es zur statistisch gesicherten Senkung des Natriumgehalts im Blut.)
7. Interessant ist außerdem die Verminderung der Blutsenkungsgeschwindigkeit, was eine Verminderung der Entzündungsaktivität widerspiegelt."

In dieser Studie bestätigt sich eine Reihe von Annahmen der Autoren, die eine Verwendung des Basenmineralgemischs (erhältlich im Handel als Bullrich's Vital) als ideale Nahrungsergänzung zur Regulierung des Säure-Basen-Haushalts ausdrücklich empfehlen. Dieses Präparat ist auf Anregung des Autors entwickelt worden, um damit eine Vereinfachung der Einnahme von Basentabletten zu erreichen. So kann eine gezielte Einnahmeempfehlung gegeben werden, z. B. sechs Tabletten am Tag, außerdem entfällt zu Hause und unterwegs das oft hinderliche Einrühren in Wasser.

Stellenwert des Säure-Basen-Haushalts in der Therapie von Rückenschmerzen

In Zusammenarbeit mit Prof. Jürgen Vormann und Mitarbeitern vom Institut für Prävention und Ernährung in Ismaning konnte der Autor eine Anwendungsbeobachtung mit einem weiteren Basen-Mineral-Gemisch durchführen (Vormann et al. 2001).

„Chronische Rückenschmerzen werden bei einer wachsenden Zahl von Patienten festgestellt. Die neueste AOK Krankheitsartenstatistik gibt eine Steigerung der Erkrankungen von Skelett, Muskel und Bindegewebe um 128 % von 1980 bis 1995 an. Die volkswirtschaftlichen Gesamtkosten, die durch diese Rückenschmerzen – auch Weichteilrheuma benannt – entstehen, sind mit einer Höhe von rund 34 Milliarden Mark enorm. Verschiedenste Therapieschemata bringen für den oft von hohem Leidensdruck belasteten Patienten nur geringe Linderung. Aus naturheilkundlicher Sicht wird eine Fehlregulation im Säure-Basen-Haushalt schon lange diskutiert, positive Erfahrungen haben viele Therapeuten. Die Ursache liegt in einer unzureichenden Nahrungsauswahl, die zu einem Mangel an Mineralstoffen führt, die für die Ausscheidung eines Säureüberschusses in der Nahrung benötigt werden. Die latente Azidose – Minderung der basischen Pufferkapazitäten im Blut ohne wesentliche pH-Änderung – führt dann zu einer Ablagerung von sauren Stoffwechselendprodukten im Bindegewebe und zu einer verminderten intrazellulären Kationenkonzentration.

In der vorliegenden Anwendungsbeobachtung wurde untersucht, wie sich die Einnahme des Mineralstoffpräparats Basica auf die Symptomatik sowie verschiedene Laborparameter bei Patienten mit chronischen Rückenschmerzen auswirkt.

Als Laborparameter wurden die Pufferkapazität des Blutes, die Säureausscheidung über den Urin, Blutbild, Blutsenkung sowie die intrazellulären Konzentrationen von Natrium, Kalium, Magnesium, Calcium, Chlorid und Phosphor in einem Abstrich der sublingualen Epithelzellen untersucht. Zusätzlich wurde die Konzentration von Mineralstoffen (Calcium, Magnesium, Kalium) und Spurenelementen (Eisen, Kupfer, Zink, Chrom) im Serum bestimmt. Die Symptomatik wurde anhand eines Fragebogens bewertet.

Patientenkollektiv

Eingeschlossen wurden in einer offenen prospektiven Studie 88 Patienten mit chronischen Rückenschmerzen ohne radikuläre Symptomatik, die bei 2 von 5 Schmerzparametern (Rückenschmerzen im Sitzen, Liegen, bei Bewegung, während der Nacht) eine Schmerzintensität > 5 auf einer visuellen Analogskala 0–10 angaben. Patienten mit bekannter Lactoseunverträglichkeit wurden ausgeschlossen. 3 Patienten wurden wegen Akutsituationen während der Interventionsphase ausgeschlossen. Bei 3 Patienten lagen Rezidive vor, die zum Ausschluß führten.

Intervention

Die Patienten erhielten für einen Zeitraum von vier Wochen täglich 3 × 2 TL *Basica* (ca. 32 g), wobei keine Ernährungsveränderungen in dieser Zeit vorgenommen werden durften. Während des gesamten Interventionszeitraums erhielten die Patienten keine sonstigen Anwendungen wie z. B. Massagen. Schmerzmittel durften nach Bedarf weiterhin verwendet werden. Die Einnahme von *Basica* wurde 2 Tage vor der Abschlußuntersuchung beendet.

Zielvariable

Arhuser Rückenschmerzindex (‚Low Back Pain Rating scale', Manniche et al., 1994), der zu Beginn und nach 4wöchiger Therapie erhoben wurde.

Laborparameter

Pufferkapazität des Blutes nach Jörgensen unter Einbeziehung des Hämatokrit-Wertes (van Limburg Stirum et al., 1997), Säureausscheidung über den Urin nach Sander, Blutkörperchensenkung und Blutbild nach Standardverfahren, Mineralstoff- und Spurenelementkonzentration im Blutplasma mittels ICP-OES, intrazelluläre Ionenkonzentration in sublingualen Endothelzellen mittels rasterelektronen-mikroskopischer Röntgenstrahl-Emissionsspektralanalyse (EXA-Test), jeweils zu Beginn und nach 4wöchiger Therapie (± 2 Tage).

Ergebnisse

1. Hochsignifikante Abnahme ($p < 0{,}0001$) des **Arhuser Rückenschmerzindex (ARSX)** (Bewertungsskala von 0 = vollständig frei von Rückenschmerzen bis 120 = vollständige Invalidität) bei Patienten mit chronischen Rückenschmerzen von 40,66 ± 13,61 auf 21,40 ± 12,67 Bewertungspunkten (n = 82) nach 4wöchiger Einnahme von *Basica*. Dies entspricht einer Abnahme von 47,4 %.
2. Die Differenzierung nach Schmerz-, Invaliditäts- und Bewegungsindex zeigte eine deutliche Abnahme der Schmerzsymptomatik von 21,90 ± 9,34 auf 10,40 ± 7,86 Bewertungspunkten (n = 82) um 52,5 %. Auch der Verbrauch von NSAR-Analgetika konnte deutlich reduziert werden. Der Invaliditätsindex nahm von 11,29 ± 5,59 auf 5,71 ± 4,64 Bewertungspunkte (n = 82) um 49,5 % ab. Die Patienten waren durch die Einnahme von *Basica* deutlich weniger in der Ausübung alltäglicher Handlungen und entsprechend in ihrer Lebensqualität eingeschränkt. Auch die Rücken- und Körperbeweglichkeit konnte durch die Einnahme von *Basica* wesentlich verbessert werden: der Bewegungsindex nahm von 7,46 ± 2,79 auf 5,29 ± 2,78 Bewertungspunkten (n = 82) nach 4wöchiger Intervention mit *Basica* um 29 % ab.
3. Die Auswertung der untersuchten chemischen Parameter zeigte eine hochsignifikante Zunahme ($p < 0{,}0001$) der **intrazellulären Pufferkapazität des Blutes (IZP neu 100 %)** von 77,69 ± 6,79 auf 80,16 ± 5,24 mmol/l (n = 82). Dies entspricht einer Zunahme der IZP um 3,2 %. Die nach der Methode von Jörgensen ermittelte IZP neu 100 % (van Limburg Stirum et al., 1997) gibt Auskunft über die intrazelluläre Basenpufferkapazität der Erythrozyten. Die Erythrozyten gelten bei der Beurteilung des Säure-Basen-Status repräsentativ für den übrigen Intrazellulärraum des Gewebes, der nicht zugänglich ist. Ein hochsignifikanter Anstieg der **intrazellulären Magnesiumkonzentration** in den Sublingualzellen (EXA-Test) von 31,25 ± 3,01 auf 34,72 ± 3,16 mmol/l (n = 77) um 11,1 % deutet außerdem auf eine Abnahme der intrazellulären Säurespeicherung durch die Einnahme von *Basica* hin.

Diskussion

Bei der Interpretation von Ergebnissen im Säure-Basen-Haushalt müssen die Kompartimente Blut – Nieren – Bindegewebe gesehen werden, die zueinander in einem Fließgleichgewicht stehen. Bei der Einnahme von basischen Mineralsalzen kommt es nach Auffüllung der Blutpuffer zu einer Abgabe von basischen Valenzen ins Bindegewebe, dort aber zum Freisetzen von sauren Valenzen, die dann über die Niere ausgeschieden werden. Dadurch ist erklärbar, daß es zu keiner positiven Veränderung des Sander-Testes (Säureausscheidung über den Urin) gekommen ist. Die anderen Ergebnisse bestätigen eindrucksvoll die bisherigen überaus positiven Erfahrungen in der Alltagspraxis in der Therapie von Rückenschmerzen."

Es ist entscheidend, dass hier grundlegende Untersuchungen möglich waren, um die mancherorts bezweifelte Wirkung von Basenmineralsalzen auf den menschlichen Organismus zu beweisen.

Verbesserung von Befindensstörungen und des Leistungsvermögens durch Entsäuerung der extrazellulären Matrix

Im Folgenden wird eine Studie des Autors vorgestellt, die in Zusammenarbeit mit Herrn Dr. Inderst durchgeführt wurde (Worlitschek u. Inderst 2006).

Die wissenschaftliche Neugier führte zu einem Produkt aus der Bienenapotheke. Seit Jahren wird dieses Produkt aus den Hauptbestandteilen Gelee Royale und Blütenpollen von Menschen prophylaktisch genutzt, um ihre Gesundheit zu erhalten bzw. ihre Leistung zu erhöhen, zur Unterstützung während hormoneller Umstellungsphasen oder bei chronisch degenerativ verlaufenden Erkrankungen, da diese Naturstoffe ihrer Erfahrung nach die Selbstheilungskräfte des Organismus anregen bzw. typische Alltagsbeschwerden verringern. Lange Zeit war aber unklar, wie eine solche Regulation des Gesamtorganismus vonstatten gehen kann.

Eine Substitutionstherapie durch die in den Bienenprodukten enthaltenen Phytoöstrogene, Aminosäuren, Vitamine und Mineralstoffe ist sicher grundlegend. Aber erst die anatomischen Studien von Heine (2006) zum System der Grundregulation und der EZM können die Effekte der Kombination aus naturbelassenem Gelee Royale, enzymatisch aufgeschlossenen Blütenpollen, Propolis-Extrakt und Honigwein im Bereich des Grundgewebes erklären, da das Grundgewebe über vegetative Nervenendigungen mit dem ZNS und über die peripheren Gefäße mit dem Endokrinium verschaltet ist.

Die Fragestellung dieser Anwendungsbeobachtung war nun, ob sich durch dieses Naturmittel ähnliche Effekte einer Entsäuerung ergeben können wie durch die „klassische" Substitutionstherapie mit Natriumbicarbonat oder einer Therapie mit milchsauren Präparaten, die über die Leberverarbeitung im Körper eine basische Wirkung aufzeigen.

Intervention

Zehn Patienten nahmen freiwillig an dieser Beobachtungsstudie teil. Das durchschnittliche Alter der männlichen Probanden betrug 64,0 Jahre, das durchschnittliche Alter der weiblichen Probanden lag bei 51,3 Jahren.

Folgende praxisrelevante Diagnosen lagen vor:

- vegetative Dystonie
- Weichteilrheuma
- Schulter-Arm-Syndrom
- Zephalgie

Die Patienten nahmen dreimal eine Trinkampulle des Multi-Target-Lebensmittels Matricell ein. Die Lebens- und Ernährungsweise musste gleich bleiben, andere Basenmittel waren ausgeschlossen.

Laborparameter

Die Eingangs- und Schlussuntersuchung erfasste

- Blutbild,
- Mineralzusammensetzung,
- Messung des Säure-Basen-Haushalts nach Jörgensen (1985),
- Urinmessung nach Sander (1999).

Ausgewertet für die Untersuchung wurden die beiden letzten Methoden. Außerdem wurden zu Beginn und zum Ende die Parameter Müdigkeit, Konzentrationsstörungen und Leistungsvermögen nach der Bewertung: gebessert, unverändert oder verschlechtert erfasst.

Ergebnisse

- Das Allgemeinbefinden und das Leistungsvermögen hatten sich bei der Mehrzahl der Teilnehmer gebessert, vier Patienten gaben eine Indifferenz an, ein Patient zeigte eine sehr starke Heilreaktion.
- Bei sechs Studienteilnehmern gab es teilweise eine sehr deutliche Zunahme des **IZP-neu** (s. S. 40), bei drei Patienten nur geringe Anstiege. Der Vergleich der mittleren Zunahme unter der Matricell-Therapie gegen ein Basenpräparat ergab ein Verhältnis von 6,40 zu 2,47.
- Der Parameter **mittlerer Aziditätsquotient** nach Sander (1999; s. S. 46) im Urin muss jedoch sehr differenziert betrachtet werden. Lediglich fünf Patienten zeigten eine Verminderung bzw. einen Abfall, fünf dagegen eine teilweise erhebliche Erhöhung. Gleichzeitig war jedoch eine deutliche Verbesserung des Allgemeinbefindens abzufragen. Dies bedeutet, dass sich diese Probanden genau zum Zeitpunkt der Messung im Rahmen ihrer Heilreaktion bewegten, als die Säuren aus dem Gewebe „gelöst" wurden, aber noch keine völlige Ausscheidung über die Nieren erfolgt war. Im Schnitt ergab sich jedoch eine Verminderung um 1,5 mmol/l.

Diskussion

Durch die Forschungen von Heine (2006) konnten die Grundregulationen der extrazellulären Matrix aufgeklärt werden (s. S. 27). Diese Grundsubstanz als Molekularsieb diente „früher" gleichsam als Zwischenspeicher, nach Volhard (1942) als die „dritte Niere", die sich in ernährungsreduzierten Zeiten regenerieren konnte. In unserer Zeit aber steigen die Zufuhr von sauren Valenzen aus der Ernährung und der hohe Anfall von Radikalen stetig an. Zugleich gelangen nach Heine (2006) auch Entzündungsmediatoren in dieses Grundgewebe, sodass sich daraus später schleichende chronische Krankheiten entwickeln können. Es ist deshalb entscheidend wichtig, diesem Grundgewebe immer wieder „Säuberungsimpulse" zu geben, damit eine Krankheitsentstehung oder -verschlimmerung vermieden wird. Das Multi-Target-Lebensmittel Matricell kann laut dieser Anwendungsbeobachtung dafür einen wichtigen Impuls geben.

7 Erfahrungen aus der Tierheilkunde

Tiere sind nicht durch die Gabe von Medikamenten oder Nahrungsergänzungsstoffen beeinflussbar, der Placeboeffekt entfällt. Umso interessanter sind Berichte aus der Tiermedizin zur chronischen Übersäuerung, die zeigen, dass auch bei Tieren eine Gesundung durch Entsäuerung möglich ist.

Eine Arbeit aus der Veterinärmedizinischen Universität Wien ist unter Leitung von Prof. Dr. Baumgartner unter dem Titel *Über die Aussagekraft des Harn-pH-Wertes für die Beurteilung einer Blutazidose beim durchfallkranken Milchkalb* erschienen (Schlerka et al. 1996). In dieser Studie wurden 60 gesunde und 45 an Durchfall erkrankte Kälber klinisch untersucht, der Säure-Basen-Status im Blut, der pH-Wert und das spezifische Gewicht des Harns bestimmt. 67 % der an Durchfall erkrankten Kälber wiesen eine metabolische Blutazidose auf. Ein präziser Rückschluss vom Harn- auf den Blut-pH-Wert war hierbei nicht möglich, da sich das diagnostische Hilfsmittel Harn-pH-Wert als zu ungenau erwies. Es bestand aber eine Tendenz der Abnahme des Harn-pH-Werts mit zunehmendem Grad der Azidämie. Der abschließende Satz dieser Studie (Schlerka et al. 1996) ist jedoch entscheidend: „Der praktizierende Tierarzt kann mit Hilfe der klinischen Untersuchung und der Bestimmung des Harn-pH-Wertes den Schweregrad einer Azidose beim durchfallkranken Kalb gut abschätzen."

Der Tierheilpraktiker und Journalist Joachim Brand (1993) hat sich intensiv mit dem Säure-Basen-Haushalt von Tieren, speziell Pferden, auseinandergesetzt. Einleitend schreibt er schon einen wichtigen Satz: „Erstaunlich ist, daß gerade bei intensiv gefütterten Leistungspferden besonders häufig die Säurekrankheiten auftreten, bei knapp gefütterten Weidepferden seltener."

Brand nennt folgende **Krankheiten bei Pferden**, bei denen die Azidose eine große Rolle spielt:

- Sommerekzem der Islandpferde
- Hufrehe
- Kreuzverschlag
- viele Fälle von chronischem Husten
- allgemeine Leistungsschwäche
- Ursache bei manchen Koliken
- Auslöser von Rheuma
- chronische Lahmheiten
- Podotrochlose
- Arthrose
- Exostosen
- Hufprobleme

Ursachen für eine Azidose bei Pferden nach Brand (1993) sind

- Durchfälle (entstehen durch Bicarbonatmangel, durch Durchfälle wiederum kommt es zum Bicarbonatmangel – ein Teufelskreis),
- chronische Darmgärungen,

- chronisches Eiweißüberangebot (zu viel Kraftfutter bei zu wenig Arbeit),
- akutes Eiweißüberangebot (Wechsel von Trocken- auf Grünfutter),
- Sauerstoffmangel (Herz- und Lungeninsuffizienz, Dämpfigkeit),
- lokaler Sauerstoffmangel durch Durchblutungsstörungen (Zeichen: Anlaufen der hinteren unteren Extremität der Pferde an Stehtagen),
- schlecht belüftete Ställe,
- körperliche Schwerarbeit (Erschöpfung der Elektrolytreserven sowie der Puffersysteme durch Muskelarbeit und Schweißverluste bei Distanzritten, Militarys).

Brand beobachtete zudem immer wieder, dass Krankheiten bei Pferden, die permanent in der Umgebung von Transformatoren, Umspannwerken oder unter Hochspannungsleitungen gehalten wurden, vermehrt auftreten. Eine ständige Neonröhrenbeleuchtung, noch dazu in kleinen Ställen, kann ebenso negativ wirken.

In der Regel ist bei diesen Tieren das Blut sehr dickflüssig, ab und zu kommt es zu Unterbauchödemen, außerdem zeigt sich bei der Blutbestimmung nach Jörgensen regelmäßig eine manifeste Azidose. Brand (1993) verwendet diese Methode auch bei Tieren und kann prinzipiell die gleichen Veränderungen und Messergebnisse wie beim Menschen feststellen.

Klinische Symptome einer **latenten Azidose** in der Tierheilkunde sind

- Abgeschlagenheit,
- Appetitlosigkeit oder Heißhunger,
- unreines stumpfes Fell,
- Gestank aus dem Maul,
- Strahlfäule,
- schlechtes Hufwachstum,
- Hornspalten,
- Schweißneigung,
- Muskelverspannungen,
- chronische Atemwegserkrankungen,
- Scheidenausfluss,
- Milchfehler,
- permanente Sympathikotonie,
- Hautjucken,
- Schweißscheuern,
- Mauke,
- Lahmheiten ohne ersichtlichen Grund,
- steifer Gang,
- wandernde Lahmheiten.

Klinische Symptome einer **akuten Azidose** nach Brand (1993) sind

- feuchtkalte Hautoberfläche,
- Zyanose,
- rhythmische, aber abnorm tiefe Atmung,
- Polyurie,
- Dehydration,
- Tachykardie,
- Muskelschwäche bis Festliegen,

- Tremor,
- Stupor,
- Koma.

Merke
Chronische und rezidivierende Entzündungen beruhen immer auf einer Azidose.

Als Ersatz eiweißreicher Futtermittel sind Kartoffeln, Futterrüben, Rote Bete und Karotten ein ideales **basenbildendes Zusatzfutter** für Tiere, womit wir eigentlich wieder bei der Ernährung des Menschen wären. Auch für Tiere gibt es „Nahrungsergänzungsmittel" mit Natriumbicarbonat, die sich nach Brand (1993) ausgezeichnet bewährt haben. Es ist ebenfalls eine preiswerte Therapie, die bis heute nur bedingt Einzug in die Tierheilkunde gefunden hat.

Ein Pferdeliebhaber berichtete mir vor einiger Zeit, dass mit Natriumbicarbonat Doping bei Pferden in Italien vorgenommen wurde. Zwei Gerichte hatten allerdings von einer Bestrafung abgesehen, da kein Dopingmittel nachgewiesen werden konnte.

Dieses Kapitel soll zeigen, dass der saure Mensch nicht allein in der Natur steht. Nicht nur er, sondern auch seine Umwelt und die Tiere als Mitlebewesen können betroffen sein und genauso Hilfe durch eine einfache Ernährungsführung bzw. -umstellung erfahren. Diese Umstellung muss jedoch durch den Menschen erfolgen, und auch hier, so Brand (1993), können erhebliche „Umstellungsschwierigkeiten" bestehen.

Ausblick

Bereits in früheren Jahren habe ich Übersichtsartikel zum Säure-Basen-Haushalt verfasst (Worlitschek 1995, 1991 b, 1991 c, 1996). Die Haltung der klassischen Schulmedizin ist bis heute unverändert. Im naturheilkundlichen Bereich hat sich seit der Veröffentlichung der 1. Auflage dieses Buchs 1991 zwar einiges getan und jeder renommierte Verlag hat inzwischen ein Buch zu diesem Thema in seinem Angebot, von denen mir einige Buchautoren als Journalisten und Mediziner bekannt sind. Ich weiß jedoch auch, dass manch ein Autor das Thema zwar niedergeschrieben hat, aber nicht hinter der Thematik steht.

Anlässlich der Neuauflage und Neugestaltung eines Buchs blättert man in alten Aufzeichnungen und Messergebnissen. Erstaunlich ist dabei, dass die Tatsachen und Messergebnisse, die ich schon vor annähernd 20 Jahren feststellen konnte, bis heute ihre Gültigkeit behalten haben und identisch sind. Vielen Patienten konnte in dieser Zeit maßgeblich geholfen werden. Es mag zwar ein Unterschied sein, ob ich einen Patienten von chronischen Rückenschmerzen befreien konnte als „nur" eine Verbesserung der Lebensqualität für einen Tumorpatienten herbeizuführen, dem final nicht mehr geholfen werden kann. Biochemisch ist aber bei beiden Patienten die gleiche Grundlage gegeben.

Vielleicht hat Goethe (1749–1832) zu seiner Zeit schon gespürt, was die gesundheitlichen Kümmernisse seiner Mitmenschen plagte, wenn er auf einem Osterspaziergang sagen lässt:

> „Vom Eise befreit sind Strom und Bäche
> durch des Frühlings holden, belebenden Blick,
> im Tale grünet Hoffnungsglück;
> der alte Winter, in seiner Schwäche,
> zog sich in rauhe Berge zurück."

Das Eis ist gleichzusetzen mit einer Säurestarre, wenn sich diese Starre löst, werden sich mit ihr viele Beschwerden lösen. Dabei gibt es nichts grundsätzlich Neues, die Natur hat nichts Neues zu bieten, es muss nur gesehen werden. Eine Blume kann – von verschiedenen Seiten aus betrachtet – jedem anders erscheinen. So auch der Säure-Basen-Haushalt mit der Vielzahl der Anwendungsmöglichkeiten, die sich aus den in diesem Buch vorgestellten Methoden ableiten lassen. Die Erfahrung bestätigt dies immer wieder aufs Neue.

Die Menschen müssen begreifen, dass sie selbst für sich etwas tun können und durch eine Lebens- und Ernährungsumstellung weit mehr erreichen als durch verschriebene chemische Therapeutika, die, schnell geschluckt, die absolute Heilung bringen sollen. Dies wäre der eigentliche Schlüssel für die Sanierung des kranken Gesundheitssystems.

Zusammenfassung

Zusammenfassend können aus der Diagnostik und der Therapie des Säure-Basen-Haushalts in der Praxis folgende Erkenntnisse gezogen werden:

1. Fast regelmäßig besteht bei chronisch Kranken eine **Verschiebung des Säure-Basen-Haushalts** zur sauren Seite hin. Durch die jahrzehntelangen Beobachtungen in der hausärztlichen Praxis kann bei vielen Patienten bei gleichbleibend „saurer" Lebensweise auch eine Verschiebung der Messergebnisse, gleichbedeutend mit einer Abnahme der Pufferkapazitäten, beobachtet werden. Andererseits ist selbstverständlich auch eine wesentliche Verbesserung der basischen Pufferkapazitäten möglich, einhergehend mit einer Verbesserung der Lebensqualität und Linderung von verschiedenen Beschwerden.
2. Bei allen **chronischen Krankheiten**, bei denen eine Säurebelastung festzustellen ist, kann eine gezielte Therapie zur Verbesserung der Gesamt- bzw. Lokalazidose die Prognose nachweisbar verbessern.
3. Die besonders wichtige **intrazelluläre Azidose** muss immer zweigleisig therapiert werden:
   - mit Basenzufuhr,
   - mit Mineralsubstitution.

   Zusätzlich wichtig sind die Ernährungsumstellung und Änderung der Lebensweise.
4. **Krebspatienten** sind nicht alkalisch, der pH-Wert im Blut kann zwar in Richtung Alkalose verschoben sein, sie sind aber in ihrem Pufferverhalten mittelgradig bis stark sauer und sterben letzten Endes den Säuretod.
5. **Schmerzen**, sowohl bei Krebspatienten als auch bei anderen chronischen Krankheiten, lassen sich durch Entsäuerung sehr gut lindern. Bei rechtzeitiger Entsäuerung können Krebspatienten ihr Leben verlängern und/oder wenigstens einen harmonischen Abschluss ihres Lebens erreichen.
6. Die gezielte **Basentherapie** kann
   - peroral,
   - intravenös oder intraarteriell,
   - als Hauttherapie (Basenbäder, spezielle Entsäuerungsmassagen) erfolgen.
7. Die **Ernährungsweise** ist zur Aufrechterhaltung des Säure-Basen-Gleichgewichts von ausschlaggebender Bedeutung. Der heutige Mensch sollte die angeführten Kardinalfehler der Ernährungsweise meiden und sich mehr einer lakto-vegetabilen Ernährung zuwenden. Eine ständige orale Basenzufuhr als Nahrungsergänzung sollte nicht die Regel sein.
8. Die **Lebensweise** ist zu ändern, insbesondere durch eine Abkehr von der Bewegungsarmut. Vermehrte natürliche Bewegung, Wandern und Sport sind hierbei förderlich. Entsäuern durch Schwitzen – ob durch Arbeit oder Saunabäder – ist mitentscheidend.
9. Ein **Säure-Basen-Bewusstsein** ist die beste Gesundheitsvorsorge.

10. Noch so viele Basen- und Mineralinfusionen können seelische Probleme nicht biochemisch verdrängen. Deshalb ist die **mentale Entsäuerung** von entscheidender Bedeutung in der Gesundung im Säure-Basen-Haushalt.

Bezugsadressen

Eu-Ru Bibag Infusionssystem
Firma Eu-Ru Med GmbH
Juliusmarkt 3, 38300 Wolfenbüttel
Bezug nur über Apotheken.

pH-Gerät
Fa. Greisinger electronic GmbH
Hans-Sachs-Strasse 26, 93128 Regenstauf
Internet: www.greisinger.de (Stand Februar 2008)

Es stehen das GSB-Set groß und GSB-Set klein zur Verfügung: Das GSB-Set groß beinhaltet ein pH-Gerät mit Temperaturfühler, das GSB-Set klein ein pH-Gerät ohne Temperaturfühler. Dieser ist nicht notwendig, wenn bei Temperatur von 37 °C gemessen wird. Der übrige Lieferumfang: Transportkoffer, Glas-pH-Elektrode, Pufferkapseln pH 4, Pufferkapseln 7, Elektrolyt zum Aufbewahren und Nachfüllen für pH-Elektrode, Pepsin-Reinigungslösung, Titrierlösung, Nomogrammblätter und Handbuch.

Pneumatron 200 zur pneumatischen Pulsationstherapie nach Deny
PNEUMED GmbH
Hauptstraße 528, 55743 Idar-Oberstein
Internet: www.pneumed.de (Stand Februar 2008)

PSM-Gerät zur petechialen Saugmassage nach Zöbelein
Dr. Med. Hans Zöbelein
PSM Zöbelein-Gratzke
Bayreuther Str. 81, 91301 Forchheim

Säure-Basen-Messung im Urin nach Sander
Labor Dr. Bayer
Bopserwaldstrasse 26, 70184 Stuttgart
Internet: www.labor-bayer.de (Stand Februar 2008)
Durch eine moderne Standardisierung des Labors Dr. Bayer kann die Urinmessmethode nach Sander routinemäßig in der Praxis eingesetzt werden.

Software für die Säure-Basen-Analytik nach Jörgensen und van Limburg Stirum
Komstar Clinical Science
Seestrasse 155, CH-8802 Kilchberg, Schweiz
Internet: www.komstar.ch (Stand Februar 2008)
Dr. med. John van Limburg Stirum hat die Software Buffy entwickelt, bei der nach Eingabe der Messdaten die fertige Analyse auf Papier ausdruckt werden kann. Diese entspricht dem originalen Messblatt, zusätzlich werden Therapieempfehlungen gegeben.

Thermoblock Typ 2B 16 k
Fa. Aerne Analytik
Erbishofener Straße 24, 89284 Pfaffenhofen a. d. Roth
Internet: www.aerne-analytic.de (Stand Februar 2008)
Der Thermoblock kann mit zwei Bohrungen für Spitzgläser speziell nach Vorgabe versehen werden.

Literatur

Abelow BJ, Holford TR, Insogna KL: Cross-cultural association between dietary animal protein und hip fractur: a hypothesis. Calcif Tissue Int. 1992; 50: 14–18.
Ärztliche Gesellschaft für Ozon-Anwendung in Prävention und Therapie: www.ozongesellschaft.de (Stand Februar 2008).
Alpern RJ, Sakhaee K: The clinical spectrum of chronic metabolic acidosis: Homeostatic mechanisms produce significant morbidity. Am J Kidney Dis. 1997; 29 (2): 291–302.

Ball D, Maughan RJ: Blood und urine acid-base status of premenopausal omnivorous and vegetarian women. Br J Nutr. 1997; 78: 683–693.
Beck E, Oetinger-Papendorf I: Durch Entsäuerung zu seelischer und körperlicher Gesundheit. 19. Aufl. Öhringen-Ohrnberg: Buchdienst Oetinger; 2004.
Berg, R.: Die Nahrungs- und Genussmittel. 4. Aufl. Dresden: Emil Pahl; 1926.
Bircher-Rey H, Rumber K: Wie ernähre ich mich richtig im Säuren-Basen-Gleichgewicht?. 14. Aufl. Bern: Humata; 1990.
Brand J: Säure-Basen-Haushalt – Azidose als Krankheitsfaktor. Ahlen: Prodoca; 1993.
Brede HD: Blut-pH als therapeutischer Drehpunkt. Therapiewoche. 1993; 23 (Sonderdruck).
Breuß R: Krebs, Leukämie. 2. Aufl. Wangen im Allgäu: Merk; 1990.
Budwig J: Krebs – Das Problem und die Lösung. 8. Aufl. Kernen: Sensei; 2006 a.
Budwig J: Öl-Eiweiß-Kost. 7. Aufl. Kernen: Sensei; 2006 b.

Collier, R.: Der Säure-Basen-Haushalt – ein Basisgeschehen im Organismus. Sanum Post 1989; 7: 18–21
Collier R: Entstehungsgeschichte und moderne Interpretation der Azidose-Therapie. Naturamed. 1998; 13.
Coy JF, Dressler D, Wilde J, Schubert P: Mutations in the transketolase-like gene TKTL1: clinical implications for neurodegenerative diseases, diabetes and cancer. Clin Lab. 2005; 51 (5–6): 257–273.
Coy JF: Krebs besiegen. MedicalSportsNetwork. 2007; 1: 54–56.

DGE – Deutsche Gesellschaft für Ernährung e. V. (Hrsg.): Säure-Basen-Gleichgewicht. Beratungspraxis. 1998; 11.
Denning H: Über die Steigerung der körperlichen Leistungsfähigkeit durch Eingriffe in den Säure-Basen-Haushalt. Medizinische Wochenschrift. 1931; 19: 733–736.
Diefenbach M: Indikationen für einen medizinischen Puffer. HP Natur-Heilkunde. 1998; 9: 60–64.
Diefenbach M: Pufferkapazitätssteigerung versus Alkalisierung. TW Sport + Medizin. 1996; 8: 50–52.
Dorscher: Die Heilwirkung der Dauerbrause. Der Naturarzt. 1991; 8: 278–284.
Dudenhausen JW, Saling E: Perinatale Medizin XIII. 14. Deutscher Kongress für Perinatale Medizin, Berlin 1989. Stuttgart: Thieme; 1990.

Elmau H: Bioelektronik nach Vincent und Säure-Basen-Haushalt in Theorie und Praxis. Heidelberg: Haug; 1985.

Fischer K, Hoffmann P, Voelkl S, Meidenbauer N, Ammer J, Edinger M, Gottfried E, Schwarz S, Rothe G, Hoves S, Renner K, Timischl B, Mackensen A, Kunz-Schughart L, Andreesen R, Krause SW, Kreutz M: Inhibitory effect of tumor cell-derived lactic acid on human T-Cells. Blood. 2007; 109 (9): 3812–3819.
Förster H: Persönliche Mitteilung vom Klinikum der Johann Wolfgang Goethe-Universität Frankfurt, Zentrum der Anaesthesiologie an die Firma Kanne. 30. Juni 1988.
Frassetto L, Morris RC, Sebastian A: Effect of age an blood acid-base composition in adult humans: role of age-related renal functional decline. Am J Physiol. 1996; 271: 1114–1122.

Frassetto L, Morris RC, Sebastian A: Potassium bicarbonate reduces urinary nitrogen excretion in postmenopausal women. J Clin Endocrinol Metab. 1997; 82: 254–259.
Frassetto L, Todd KM, Morris RC, Sebastian A: Estimation of net endogeneous noncarbonic acid production in humans from diet potassium and protein content. Am J Clin Nutr. 1998; 68: 576–583.
Friebel-Röhring G, Hoffmann K: Nahrung für deine Seele. 4. Aufl. Rückstetten Markt Teisendorf: Laredo; 2001.
Fritzsche I, Fritzsche W: Grundlagen des Saunabades. Steinhagen: Verlagsgesellschaft Janßen; 1980.
Fryda W: Diagnose: Krebs. Norderstedt: Books on Demand; 2003.
Füeßl HS: Eiweißarme Diät bei Niereninsuffizienz: Quälerei oder sinnvolle Maßnahme. MMW Fortschr Med. 2006; 26: 4–8.

Garret RH, Grisham CM: Biochemistry. Philadelphia: Saunders College Publishing; 1995: 345–350.
Gerz W: Säure-Basen-Haushalt in der Praxis. Erfahrungsheilkunde. 1996; 45 (8): 467–476.
Gerz W, Worlitschek M, Bayer W: Säure-Basen-Haushalt in der Praxis. Naturheilpraxis. 1997; 5: 738–748.
Glaesel KO: Heilung ohne Wunder und Nebenwirkungen. Konstanz: Labor Glaesel; 1986: 21–22.
Greten H (Hrsg.): Innere Medizin. 12. Aufl. Stuttgart: Thieme; 2005.
Grinspoon SK, Baum H, Kim V, Coggins C: Decreased bone formation and increased mineral dissolution during acute fasting in young women. J Clin Endocrinol Metab. 1995; 80 (12): 3628–3635.

Häussinger D, Steeb R, Gerok W: Ammonium und Bicarbonat – Homöostase bei chronischen Lebererkrankungen. Klin Wochenschr. 1990; 68: 175–182.
Hallermann W: Der moderne Zappelphilipp. Der Naturarzt. 1990; 8: 276–277.
Hedin LO, Likens GE: Atmosphärischer Staub und saurer Regen. Spektrum der Wissenschaft. 1997; 4: 52–55.
Heine H: Lehrbuch der biologischen Medizin. 3. Aufl. Stuttgart: Hippokrates; 2006.
Heinitz M: Die renale Ausscheidung von Blei, Kadmium und durch Lenkung des Säure-Basen-Haushaltes. Erfahrungsheilkunde. 1996; 45 (3): 159–161.
Helmbold K: Perkutane Regulationstherapie durch Normalisierung gestörter Körperpotentiale und Zellfunktionen über Akupunkturpunkte und Reflexzonen. Heidelberg: Haug; 1977.

Jörgensen HH: Säure-Basen-Haushalt – Ein praxisnahes Messverfahren zur Bestimmung der Pufferkapazität. Erfahrungsheilkunde. 1985; 34 (5).
Jörgensen HH: Zur Klärung einer medizinischen Grundfrage. Sanum Post. 1989; 7: 22–24.
Juchheim JK, Poschet J: Immun. 6. Aufl. München: BLV; 1998.

Kaji H, Asanuma Y, Ide H, Saito N, Hisamura M, Murao M, Yoshida T, Takahashi K: The auto-brewery syndrome – the repeated attacks of alcoholic intoxication due to the overgrowth of Candida (albicans) in the gastrointestinal tract. Mater Med Pol. 1976; 8 (4): 429–435.
Kaltenbach T, Crockett S, Gerson LB: Are lifestyle measures effective in patients with gastroesophageal reflux disease? An evidence-based approach. Arch Intern Med. 2006; 166: 965–971.
Kern B: Der Weiße-Pest-Mythos am Ende. HP-Heilkunde. 1983; 5: 1–18.
Kern B: Schlaganfall und seine Verhütung durch Entsäuerung mit der Analogie zum Herzinfarkt. Arzt für Naturheilverfahren. 1984; (2): 1–13.
Khoury RM, Camacho-Lobato L, Katz PO, Mohiuddin MA, Castell DO: Influence of spontaneous sleep positions an nighttime recumbent reflux in patients with gastrooesophageal reflux disease. Am J Gastroenterol. 1999; 94 (8): 2069–2073.
Kisters K, Büntzel J: Bedeutung der Elektrolyte in der Onkologie. Deutsche Zeitschrift für Onkologie. 2007; 39: 65–74.
Koch FW: Saure Nahrung macht krank. Stuttgart: Vier Flamingos; 1998.
von Koerber K, Männle T, Leitzmann C: Vollwert-Ernährung. 10. Aufl. Stuttgart: Haug; 2004.
Kraus M, Wolf B: Zum Einfluss der zellulären Mikroumgebung auf das neoplastische Wachstum. Deutsche Zeitschrift für Onkologie. 1996; 28: 3.

Kuhl J: Eine erfolgreiche Arznei- und Ernährungsbehandlung gutartiger und bösartiger Geschwülste. 12. Aufl. Bern: Humata; 1991.
Kupich R: Tendopathien. Naturheilpraxis. 2005; 10: 1383.

Langbein S, Zerilli M, Hausen A zur, Staiger W, Rensch-Boschert K, Lukan N, Popa J, Ternullo MP, Steidler A, Weiss C, Grobholz R, Willeke F, Alken P, Stassi G, Schubert P, Coy JF: Expression of transketolase TKTLI predicts colon and urothelial cancer patient survial: Warburg effect reinterpreted. Br J Cancer. 2006; 94 (4): 578–585.
Leibold G: Bio-Medizin. Alles über die moderne Naturheilpraxis (Falken-Handbuch). Niedernhausen: Falken; 1983.
Lemann J jr, Litzow JR, Lennon EJ: The effects of chronic acid loads in normal man: Further evidence for the participation of bone mineral in the defense against chronic metabolic acidosis. J Clin Invest. 1996; 45 (10): 1608–1614.
van Limburg Stirum J, van Appeldorn N: Intrazelluläre Basenpufferkapazität des Blutes. Erfahrungsheilkunde. 1997; 46: 599–602.
Luft FC, Zemel MB, Sowers JA, Fineberg NS, Weinberger MH: Natriumbicarbonat und Natriumchlorid: Wirkungen auf Blutdruck und Elektrolythaushalt bei Gesunden und Hypertonikern. J Hypertens. 1990; 8: 663–667.
Lutz J: Calcium balance and acid-base status of women as affected by increased protein intake and by sodium bicarbonate ingestion. Am J Clin Nutr. 1984; 2: 281–288.

Marsh AG, Sanchez TV, Michelsen O, Chaffee FL, Fagal SM: Vegetarian lifestyle and bone mineral density. American Journal of Clinical Nutrition. 1988; 48 (Suppl 3): 837–841.
Matzkies F, Jürgens O: Wirkung eines lactathaltigen Getränkes aus fermentierten Getreiden auf den Stoffwechsel des Menschen. Z Ernahrungswiss. 1987; 26: 268–275.
Mayr FX: Darmträgheit, ihre radikale Behandlung. 6. Aufl. Bad Goisern: Neues Leben; 1977.
Mayr FX: Die verhängnisvollste Frage. Schriftenreihe Neues Leben. München: Drei Eichen; 1951.
Mayr FX: Fundamente zur Diagnostik der Verdauungskrankheiten. Bietigheim: Turm; 1974.
Mayr FX: Schönheit und Verdauung. 5. Aufl. Bad Goisern: Neues Leben; 1975.
Mayr P: Leicht bekömmliche Bio-Küche. 6. Aufl. Heidelberg: Haug; 2000.
Mickiewicz G: Effect of alkalizing agents on work capacity in short, intense, multiple exercises. Biol Sport. 1994; 11: 37–41.
Miederer S: Ist eine maximale Säurehemmung wünschenswert? Therapiewoche. 1994; 44: 300–301.
Milosevic A: Sport drinks hazard to teeth. Br J Med. 1997; 31: 28–30.

Neumann G, Diefenbach M, Böhme P: Einfluss eines Kalium-Eisen-Phosphat-Citrat-Komplexes auf metabole Messgrössen bei Fahrradergometrie. Schweizerische Zeitschrift für Sportmedizin und Sporttraumatologie. 2000; 48: 1–6.
New SA, Bolton-Smith C, Grubb DA, Reid DM: Nutritional influences on bone mineral density: A cross-sectional study in premenopausal women. Am J Clin Nutr. 1997; 65: 1831–1839.
Niestroj I: Praxis der Orthomolekularen Medizin. 2. Aufl. Stuttgart: Hippokrates; 2000.
Nöldge-Schomburg G, Armbruster K, Geiger K, Zander R: Experimentelle Untersuchungen zum Säure-Basen-Haushalt und Laktatmetabolismus der Leber. Anästhesiol Intensivmed Notfallmed Schmerzther. 1995; 30 (1): 43–47.
Notelovitz M, Ware M: Aufrecht bis ins hohe Alter. 11. Aufl. München: Goldmann; 1992.

Orwoll OS: The milk-alkali syndrome: Current concepts. Ann Intern Med. 1982; 97: 242–247.

Perry HM: Normal concentrations of some trace metals in human urine changes produced bei ethylenediaminetetraacetate. J. Clin. Invest. 1959; 38: 1452–1463.
Peters J-H: Fibromyalgiesyndrom. Acta Biologica. 1999; 28: 27–37.
Pirlet K: Was versteht man unter Stoffwechselschlacken? Erfahrungsheilkunde. 1989; 38 (4): 223–225.
Pfeiffer C, Burgerstein L: Nährstoff-Therapie bei psychischen Störungen. 4. Aufl. Heidelberg: Haug; 1999.
Pischinger A, Heine H: Das System der Grundregulation. 10. Aufl. Stuttgart: Haug; 2004.

Rae C, Scott RB, Thompson CH, Kemp GJ, Dumughn I, Styles P, Tracey I, Radda G: Is pH a biochemical marker of IQ? Proc Biol Sci. 1996; 263: 1061–1064.
Rauch E: Blut- und Säftereinigung. 22. Aufl. Heidelberg: Haug; 2001 a.
Rauch E: Diagnostik nach F.X. Mayr. 8. Aufl. Heidelberg: Haug; 1993.
Rauch E: Die Darmreinigung nach Dr. med. F.X. Mayr. 42. Aufl. Heidelberg: Haug; 2001 b.
Rauch E: Lehrbuch der Diagnostik und Therapie nach F.X. Mayr. 3. Aufl. Stuttgart: Haug; 2005.
Rauch E, Mayr P: Schnell und einfach: Milde Ableitungsdiät. 2. Aufl. Stuttgart: Haug; 2006.
Reckeweg H-H: Homotoxikologie. 6. Aufl. Baden-Baden: Aurelia; 1993.
Remer T: Influence of diet on acid-base balance. Semin Dial. 2000; 13: 221–226.
Remer T, Manz F: Potential renal acid load of foods and its influence on urine pH. J Am Diet Assoc. 1995; 95: 791–797.
Rieth H: Mykosen – Anti-Pilz-Diät. Melsungen: Notamed; 1988.
Rimpler M, Bräuer H: Matrixtherapie. 1. Aufl. Tuningen: Günter Albert Ulmer; 2004.
Rohlffs K, Rodrian J, Pirlet K: Intestinale Autointoxikation und Kanzerogenese. Munch med Wochenschr. 1976; 118.

Sander F: Der Säure-Basen-Haushalt des menschlichen Organismus. 3. Aufl. Stuttgart: Hippokrates; 1999.
Sanum: Sanum-Therapie 1988. 6. Aufl. Wissenschaftliche Veröffentlichung der Firma Sanum; 1988.
Schaefer R: Metabolische Azidose bei chronischer Niereninsuffizienz. Dialyse aktuell. 2005; 9 (2).
Schlerka G, Baumgartner W, Wehrle A: Über die Aussagekraft des Harn-pH-Wertes für die Beurteilung einer Blutazidose beim durchfallkranken Milchkalb. Tierarztl Umsch. 1996; 51: 96–99.
Schliephake E: Krebs und natürliche Abwehrkräfte. 1. Aufl. Heidelberg: Verlag für Medizin Dr. Ewald Fischer; 1986.
Schmidsberger P: Das Handbuch der Naturheilkunde. München: Kindler; 1975.
Schmidt RF, Lang F, Thews G: Physiologie des Menschen mit Pathophysiologie. 29. Aufl. Berlin: Springer; 2004.
Schöll I, Untersmayr E, Jensen-Jarolim E: Verordnung von Antacida nur nach exakter Indikation. Hautnah. 2004; 3 (3).
Schöttl W: Der Säure-Basen-Haushalt und die Zahnheilkunde. Sanum Post. 1989; 7: 26–31.
Schwarz K: Über penetrierende Magen- und Jejunalgeschwüre. Brun's Beiträge für Klinische Chirurgie. 1910; 67: 96–128.
Sebastian A, Haris ST, Ottaway JH, Todd KM, Morris RC jr.: Improved mineral balance and skeletal metabolism in postmenopausal women treated with potassium bicarbonat. N Engl J Med. 1994; 330: 1776–1781.
Seeger PG: Leitfaden für Krebsleidende. 3. Aufl. Düsseldorf-Langenfeld: Mehr Wissen; 1988.
Seeger PG, Wolf D: Biologische Krebsbekämpfung. Heidelberg: Verlag für Medizin Dr. Ewald Fischer; 1985.
Selecta: Bericht über XI. Winterthurer Fortbildungskurs über Elektrolyte vom 1.6.1989. Selecta. 1990; 14.
Selecta: Ist basisch Kost besser als saure? Selecta. 1989; 36.
Sharma AM, Ruland K, Spies KP, Diestler A: Zusammenhang zwischen Salzempfindlichkeit und Störungen des Säure-Basen-Haushaltes beim Menschen. J Hypertens. 1990; 16: 407–413.
Siegenthaler W, Blum HE: Klinische Pathophysiologie. 9. Aufl. Stuttgart: Thieme; 2006.
Stiefelhagen P: Refluxkrankheiten: Lebensstilveränderungen bringen nichts. MMW Münch Med Wochenschr. 2007; (19): 21.
Szilvay G de: Grundlagenforschung über Krebs und Leukämie. Hoya: Semmelweis; 1981.

Treutwein N: Übersäuerung – Krank ohne Grund? 17. Aufl. München: Südwest; 2006.
Treutwein N: Sauer macht lustig? Nein, launisch und krank! P.M. Welt des Wissens. 1996; 8: 70–74.
Tucker KL, Hannan MT, Chen H, Cupples LA, Wilson PW, Kiel DP: Potassium, magnesium, and fruit and vegetable intakes are associated with greater bone mineral density in elderly men and women. Am J Clin Nutr. 1999; 69: 727–736.

Volhard F: Nierenerkrankungen und Hochdruck: eine Sammlung klinischer Vorträge. Leipzig: J. A. Barth; 1942.
Volkmann P-H: Orthomolekulare Schmerztherapie. OM&Ernährung. 2004; 107.
Vormann J, Worlitschek M, Goedecke T, Silver B: Supplementation with an alkaline mineral preparate reduces symptoms in patients with chronic low back pain. J Trace Elem Med Biol. 2001; 15 (2–3): 179–183.

Wachman A, Bernstein DS: Diet and Osteoporosis. Lancet. 1968; 4: 958–959.
Waerland A: Der Schlüssel zur Gesundheit liegt im Darm. 11. Aufl. Bern: Humata; 2001.
Waerland A: Übersäuerung als Grundursache der Krankheiten. 14. Aufl. Bern: Humata; 1999.
Walb L, Heintze T, Heintze M: Die original Haysche Trennkost. 44. Aufl. Heidelberg: Haug; 1996.
Warburg OH: On the origin of cancer cells. Science. 1956; 123: 309–314.
Warnke U: Risiko Wohlstandsleiden. 3. Aufl. Saarbrücken: Popular Academic Verlags-Gesellschaft; 1996.
Weiss H: Kranker Darm – kranker Körper. 3. Aufl. Heidelberg: Haug; 1994.
Weiss RE, Gorn A, Dux S, Nimni ME: Influence of high protein diets in cartilage and bone formation in rats. J Nutr. 1981; 111: 804–816.
Wendt L: Die Eiweißspeicher-Krankheiten. 4. Aufl. Heidelberg: Haug; 1996.
Windstosser K: Sind Gewebsazidose und Blutalkalose Kausalfaktoren des Krebsgeschehens und seiner Therapieresistenz? Naturheilpraxis. 1994; 47 (6).
Winkler M: Regenerations- und Funktionsverbesserung von Zellen durch ärztlich kontrolliertes Fasten. Erfahrungsheilkunde. 1990; 3.
Witasek A, Traweger C, Gritsch P, Kogelnig R, Trötscher G: Einflüsse von basischen Mineralsalzen auf den menschlichen Organismus unter standardisierten Ernährungsbedingungen. Erfahrungsheilkunde. 1996; 45 (8): 477–489.
Worlitschek M: Deacidification a Basic Therapy. Explore. 1995; 6 (2): 26–28.
Worlitschek M: Die Bedeutung der Colon-Hydro-Therapie in der Ganzheitsmedizin. Die Heilkunst. 1991 a; 10: 371–373.
Worlitschek M: Die Bedeutung der Mineralstoffe im Säure-Basen-Gleichgewicht. Bio-Nachrichten. 1991 b; 34: 23–24.
Worlitschek M: Die Bedeutung des Säure-Basen-Haushaltes in der Ganzheitsmedizin. Die Heilkunst. 1991 c; 6: 219–226.
Worlitschek M: Hautkrankheiten im Spiegel der Übersäuerung. Neurodermitis. 1991 d; 18: 19–21.
Worlitschek M: Kartoffel-Ei-Diät bei Nierenleiden. Der Naturarzt. 1997; 9: 13–15.
Worlitschek M: Milchsäurehaltige Lebensmittel als Heilmittel im Sinne von Hippokrates. Erfahrungsheilkunde. 1990; 39 (3): 130–133.
Worlitschek M: Parenterale Basenzufuhr bei Übersäuerungszuständen. Vortrag Medizinische Woche, Baden-Baden 1985.
Worlitschek M: Quo vadis, Du saurer Mensch? Erfahrungsheilkunde. 1996; 45 (8): 461–466.
Worlitschek M, Inderst R: Verbesserung von Befindensstörungen und des Leistungsvermögens durch Entsäuerung der extrazellulären Matrix. Erfahrungsheilkunde. 2006; 55: 424–429.

Zander R: Die Leber – das vergessene Organ im Säure-Basen-Haushalt? Anästhesiol Intensivmed Notfallmed Schmerzther. 1995 a; 30 (1): 2–5.
Zander R: Lebermetabolismus und Säure-Basen-Haushalt. Anästhesiol Intensivmed Notfallmed Schmerzth. 1995 b; 30 (1): 48–51.
Zander R: Physiologie und Klinik des extrazellulären Bicarbonat-Pools: Plädoyer für einen bewussten Umgang mit HCO_3. Infusionsther Transfusionsmed. 1993; 20: 217–235.
Ziegler R: Aerobes Leistungshoch durch bedarfsgerechte pH-Stabilisierung? TW Sport + Medizin. 1995; 7: 379–380.
Zöbelein H: Die petechiale Saugmassage. Heidelberg: Haug; 1984.

Sachverzeichnis